心灵壁垒
二十种心理防御

张容辉 著

云南美术出版社

图书在版编目（CIP）数据

心灵壁垒：三十种心理防御 / 张容辉著 . -- 昆明：云南美术出版社 , 2025.1. --ISBN 978-7-5489-5922-9

Ⅰ . R749.055

中国国家版本馆 CIP 数据核字第 2024BZ1471 号

责任编辑：台　文
责任校对：陈铭阳　唐继杨
装帧设计：原鹿出版

心灵壁垒：三十种心理防御

张容辉　著

出版发行：云南美术出版社（昆明市环城西路 609 号）
制版印刷：武汉鑫佳捷印务有限公司
开　　本：880mm×1230mm　1/32
字　　数：65 千字
印　　张：4.25
版　　次：2025 年 1 月第 1 版
印　　次：2025 年 1 月第 1 次印刷
书　　号：ISBN 978-7-5489-5922-9
定　　价：68.00 元

前言

读心术，这究竟是何方神圣之术？在常人眼中，它或许带有几分神秘与玄妙。然而，真正的读心术，并非超自然的异能，而是心理学高手们通过观察与推理，深入洞察人心的技巧。他们如同心灵侦探，擅长从细微的言行举止中解读出人们内心深处的想法与情感。

社会心理学家们运用综合分析技术，揭示人们内心深处的秘密，这便是"读心"的奥妙所在。虽然我们无法直接窥视他人的思想语言，但只要我们掌握了正确的方法和工具，便能够大致把握对方内心的真实想法。

然而，人类天生具有保护自己的本能，我们总是试图掩饰自己的真实想法，避免被他人窥探。有时，甚至连我们自己都未曾意识到，自己正在无意识地隐藏某些内心深处的秘密。因此，我们不能仅仅依赖外表来判断一个人，因为外表往往具有欺骗性。

读心术的应用范围极为广泛。在商务洽谈中，我们需要说服对方与我们达成合作，仅仅依靠口才是不够的。我们需要洞察对方隐藏在声音背后的秘密，触摸到他们的潜意识深处，牵引他们的思维，影响他们的看法。在求职和求爱的过程中，即使我们运用了最精妙的语言和最完美的形象，有时也无法达到预期的效果。因为我们无法了解面试官或心仪对象内心的真实想法。在销售过程中，我们也需要学会如何拉近与不同类型顾客的距离，这同样需要运用读心术的技巧。

要做到"读心"，就需要深入了解心理防御机制。人们在面对外界压力和痛苦时，会产生各种防御机制来保护自己。这些防御机制虽然有助于我们应对困境，但也会付出相应的代价。例如，替换机制会让我们将愤怒发泄在无辜的人身上，造成不必要的伤害；压抑机制则会导致我们内心的情感无法得到释放，进而引发抑郁症或焦虑症。

自我防御机制，这一概念最早由西格蒙德·弗洛伊德提出，并由他的女儿安娜·弗洛伊德进行了系统的研究。她强调，无论是正常人还是神经症患者，他们的行为或言语都在不同程度上使用了各种防御机制。这些防御机制在个人的性格特征中得以体现，是我们应对外界压力、保护自身的重要方式。

然而，有些人由于成长过程中的种种坎坷，可能无法学会更加高级和成熟的防御方式，导致他们长期处于心理疾病的状态。因此，了解和分析自己的防御机制，对于个人的成长和发展具有重要意义。

心理防御机制的形成，与我们每个人的成长经历、性格特点以及遭遇的挫折情境密切相关。

童年经历是影响心理防御机制形成的重要因素。比如，如果在童年时期经历过一些负面的事件，如父母离婚、家庭暴力或亲人去世等，这些经历可能会给孩子造成心理创伤。这些创伤会影响孩子的自尊心和自信心，让他们在面对困难和挑战时，更倾向于采用一些心理防御机制来保护自己。

每个人的性格特点也会影响心理防御机制的形成。有些人天生就比较谨慎、保守，对新事物、新环境比较敏感，容易感到不安。这些人在面对不确定的情况时，往往会表现出更强的防御心理，更倾向于采用一些心理防御机制来应对。

遭遇挫折的情境也会影响心理防御机制的形成。当个体面临挫折或冲突的紧张情境时，为了减轻恐惧、焦虑、紧张等心理压力，使机体免受损失，就会采用一些心理防御机制来应对。比如讨好，在成长过程中，孩子会观察并模仿父母的行为和态度，以形成自己的社交方式和应对策略。如果孩子在童年时期经常需要讨好父母才能获得认可、关爱或资源，那么他们可能会将这种讨好行为内化为一种心理防御机制，并在日后的社交中继续运用。

这种讨好的防御机制可能会导致个体在成年后仍然过度关注他人的需求和感受，忽视自己的真实感受和需求。他们可能会觉得只有不断满足他人的期望和要求，才能获得他人的认可和喜爱。然而，这种过度讨好往往会导致个体在人际关系中失去自我，甚至引发他人的不满和反感。

因此，对于那些习惯于讨好的人来说，重要的是要学会自我觉察和反思，了解自己的讨好行为背后的动机和需求，并尝试在适当的时候表达自己的感受和需求。同时，他们也需要学会建立基于平等和尊重的关系，而不是仅仅通过讨好来维持人际关系。

总的来说，心理防御机制的形成是一个复杂的过程，它受到多种因素的影响。但是，通过了解这些影响因素，我们可以更好地理解心理防御机制的作用和形成过程，从而更好地应对生活中的挫折和困难。

艾瑞克森（Erik Erikson）的人格成长理论提出了个体在生命过程中需要经历的八个发展阶段，每个阶段都有其特定的心理社会危机和冲突。而心理防御机制则是个体在面对压力、冲突或威胁时，为保持心理平衡而采取的一种自我保护方式。

婴儿期（0～1.5 岁）：基本信任对不信任

婴儿通过哭声来表达饥饿、不适等需求，期待父母或主要照顾者的及时回应。这种哭声是他们建立信任感的主要防御机制。

当婴儿饿了时，他们会大声哭泣以吸引父母的注意。如果父母及时回应并满足他们的需求，婴儿会感到安全和被信任，这有助于他们形成积极的自我认知。

心理防御特征：婴儿通过哭声来表达需求，并期待父母的及时回应。如果需求未得到满足，婴儿可能会采用退行作为防御机制，即通过表现出更年幼的行为（如吮吸拇指、哭泣更频繁）来寻求更多的关注和照顾。

儿童期（1.5～3岁）：自主对羞怯和疑虑

儿童开始表现出自我意识和独立性，他们可能会通过坚持自己的意愿和行动来展示自主能力。然而，当面对困难或不确定的情境时，他们可能会选择回避以避免羞怯和疑虑。

当儿童想要自己穿鞋子时，即使可能会遇到困难，他们也会坚持尝试。如果他们成功穿上鞋子，会感到自豪和满足；如果失败，可能会感到羞怯或疑虑，但这也是他们学习独立性的重要过程。

心理防御特征：儿童开始表现出自主性和独立性，但如果他们面临困难或不确定的情境，可能会采用否认或逃避作为防御机制，即不承认困难的存在或避免面对不确定的情况。

学龄初期（3～6岁）：主动对内疚

儿童开始主动探索周围的世界，并尝试控制自己的行为。他们可能会通过主动发起活动、表达意见和尝试新事物来展示自己的主动性。然而，当他们意识到自己的行为可能违反了规则或期望时，可能会产生内疚感。

儿童可能会主动提出帮助父母做家务，如扫地或整理玩具。如果他们做得不好或忘记了，可能会感到内疚并尝试弥补。

心理防御特征：儿童通过主动探索周围的世界来展示自己的主动性。然而，如果他们意识到自己的行为可能违反了规则或期望，可能会采用合理化或自责作为防御机制，即为自己的行为找到合理的解释或过于责备自己。

学龄期（6～12岁）：勤奋对自卑

儿童在学校接受教育，面临来自同伴和老师的竞争和评价。他们可能会通过努力学习、参与活动和展示才能来展示勤奋。然而，如果他们感到自己不如他人或无法达到期望时，可能会产生自卑感。

当儿童在学校的考试中取得好成绩时，他们会感到自豪和满足；但如果成绩不理想，可能会感到自卑并加倍努力以取得更好的成绩。

心理防御特征：儿童在学校接受教育，面临来自同伴和老师的竞争和评价。他们可能会采用过度补偿作为防御机制，即通过加倍努力或寻求额外的认可来弥补自己的不足或自卑感。

青春期（12～18岁）：自我同一性对角色混乱

青少年开始探索自我身份和价值观，并尝试建立自我同一性。他们可能会通过尝试不同的角色、活动和社交圈子来探索自我。然而，如果他们无法找到适合自己的角色或价值观时，可能会感到角色混乱和不安。

青少年可能会尝试通过不同的兴趣爱好、穿着风格或社交圈子来寻找自己的定位。如果他们在这个过程中感到困惑或不安，可能会寻求同龄人或长辈的建议和指导。

心理防御特征：青少年开始探索自我身份和价值观。如果他们无法找到适合自己的角色或价值观，可能会采用认同作为防御机制，即通过模仿他人或群体的行为和价值观来形成自我认同。

成年早期（18～25岁）：亲密对孤独

年轻人开始建立亲密关系，并寻求与他人的情感联系。他们可能会通过恋爱、婚姻和建立家庭来寻求亲密感。然而，如果他们无法建立令自己满意的亲密关系或感到孤独时，可能会产生孤独感和焦虑。

年轻人可能会积极参与社交活动、约会或寻找伴侣以建立亲密关系。如果他们长时间无法找到合适的伴侣或感到孤独时，可能会感到焦虑和不安。

心理防御特征：年轻人开始建立亲密关系。如果他们无法建立自己满意的亲密关系或感到孤独，可能会采用投射作为防御机制，即将自己的孤独感或不满投射到他人身上，认为他人也对自己不满或感到孤独。

成年中期（25～65岁）：生育对停滞

成年人面临生育和抚养下一代的挑战，同时也需要应对职业和家庭的双重压力。他们可能会通过生育、抚养孩子和职业发展来展示生育能力。然而，如果他们无法应对这些挑战或感到停滞不前时，可能会产生挫败感和焦虑。

成年人可能会努力平衡工作和家庭的需求，同时寻求职业发展和个人成长的机会。如果他们在这个过程中感到压力巨大或无法应对时，可能会感到挫败和焦虑。

心理防御特征：成年人面临生育和抚养下一代的挑战。如果他们无法应对这些挑战或感到停滞不前，可能会采用反向形成作为防御机制，即表现出与内心真实感受相反的行为或态度，以掩饰自己的挫败感和焦虑。

成年晚期（65 岁以上）：完善对绝望

老年人开始回顾自己的人生经历，并思考自己的价值和意义。他们可能会通过回顾过去、传承智慧和参与社区活动来寻求完善感。然而，如果他们感到自己无法达成自己的期望或面临身体健康的衰退时，可能会产生绝望感。

老年人可能会积极参与社区活动、分享自己的经验和智慧或追求自己的兴趣爱好来丰富晚年生活。然而，如果他们面临身体健康的衰退或感到生活失去意义时，可能会感到绝望和沮丧。

心理防御特征：老年人开始回顾自己的人生经历。如果他们感到自己无法达成自己的期望或面临身体健康的衰退，可能会采用升华或幽默作为防御机制，即通过追求更高层次的精神满足或幽默地看待生活中的困境来减轻绝望感。

在每个阶段中，个体都会运用不同的心理防御机制来应对心理社会危机和冲突。这些防御机制可能是积极的、适应性的，也可能是消极的、不适应的。通过理解和运用这些心理防御机制，个体可以更好地应对生活中的挑战和困难。

无意识防御与有意识防御

潜意识是指那些在正常情况下根本不能变为意识的东西，比如，内心深处被压抑而无从意识到的欲望，即所谓冰山理论的水下部分。弗洛伊德认为潜意识具有能动作用，它主动地对人的性格和行为施加压力和影响。弗洛伊德在探究人的精神领域时运用了决定论的原则，认为事出必有因。看来微不足道的事情，如做梦、口误和笔误，都是由大脑中潜在原因决定的，只不过是以一种伪装的形式表现出来。由此，弗洛伊德提出关于无意识精神状态的假设，将意识划分为三个层次：意识、前意识和潜意识。

潜意识是人类心理活动中未被觉察的部分，是人们"已经发生但并未达到意识状态的心理活动过程"。它是与生俱来的本能，包括原始冲动和本能欲望。它在人类生命历程中已经发生但目前未被觉知，与意识共同构成人类所有的心理活动（认知活动）。

潜意识的影响无处不在，它深深地根植于我们的内心深处，影响着我们的行为、情感、决策等各个方面。在人际关系中，潜意识中的欲望、恐惧和价值观等会影响我们对他人行为的解读和反应，从而影响我们与他人的互动方式和关系质量。

潜意识对个体的心理防御机制有深远的影响。它是人类心理活动中未被觉察的部分，包含了个体的原始本能、冲动、童年心理印记、环境熏陶、观念、人格等一系列因素。这些潜意识中的信息和情感在个体面临挫折或冲突时，会不自觉地影响个体的心理防御机制的选择和表达方式。

具体来说，潜意识中的欲望、恐惧、价值观等会影响个体对外部世界的感知和解释，进而影响其心理防御机制的选择。例如，当个体面临压力或冲突时，如果其潜意识中存在强烈的恐惧感，那么他们可能会选择逃避或否认的心理防御机制来应对，以避免直接面对恐惧。

另外，潜意识中的早期经验也会对个体的心理防御机制产生影响。例如，个体在童年时期如果经历了过多的挫折或冲突，那么他们可能会形成一种习惯性的心理防御机制，如压抑或自我否定，来应对日后的生活压力。

潜意识通过影响个体的感知、解释和早期经验，来影响个体的心理防御机制的选择和表达方式。了解潜意识对

心理防御机制的影响，有助于我们更好地理解个体的心理
活动和行为模式。

无意识防御和有意识防御是心理学中描述个体在面对
压力、冲突或威胁时，所采取的两种不同的心理防御策略。

无意识防御，也称为心理防御机制，是指个体在潜意
识中自动采取的防御手段，用以避免不愉快情感（如焦虑、
抑郁、愤怒等）的过度影响。这种防御是自动化的、无意
识的，个体可能并不明确自己正在使用这些策略。无意识
防御的方式多种多样，例如压抑（无意识地忘记不愉快的
经历）、否认（拒绝承认不愉快的事实）、投射（将自己
的缺点或不良行为归咎于他人）等。这些策略可以在一定
程度上帮助个体缓解负面情绪，但也可能导致个体对现实
产生歪曲或误解。

有意识防御则是个体在意识层面主动采取的防御措施，
旨在通过理性的思考、自我控制或主动寻求帮助来应对压
力和挑战。这种防御是明确的、有意识的，个体可以清楚
地意识到自己在做什么，以及为什么这么做。有意识防御
的方式包括但不限于设定目标、制定计划、寻求社会支持、

学习应对策略等。这些策略可以帮助个体更好地应对压力和挑战，提高自我控制和应对能力。

总的来说，无意识防御和有意识防御在个体应对压力、冲突或威胁时都发挥着重要作用。无意识防御可以在潜意识层面帮助个体缓解负面情绪，但有可能导致对现实的歪曲或误解；而有意识防御则可以让个体在意识层面主动采取措施来应对压力和挑战，提高应对能力和自我控制力。理解和应用这两种防御策略是非常重要的。

在接下来的章节中，我将详细介绍30种心理防御机制。这些机制并非人类心理防御的全部，但足以帮助我们深入了解自己和他人的内心世界。通过了解和分析这些防御机制，我们可以更好地掌控自己的情绪，融入周围环境，并读懂他人的心思。

心理防御，就像是一台心灵显微镜，让我们能够透视人心的奥秘。让我们一同踏上这趟探索之旅，揭开人心深处的神秘面纱吧！

目　录

一、投射

　　有些哲学流派和思想家认为我们看到的世界是内心的投射。

　　首先,唯心主义流派中的主观唯心主义就强调这一点。主观唯心主义把主体的主观精神,如感觉、经验、意识、观念、意志等看作是意识世界中一切事物产生和存在的根源与基础,而外部世界上的一切事物则是意识体的主观精神所派生的,它是这些主观精神的显现。因此,在主观唯心主义者看来,主观的精神是本原的、第一性的,而外部世界的事物则是派生的、第二性的。

其次，存在主义中的一些思想也与此相关。存在主义强调个体存在的独特性和主观性，认为世界对每个人来说都是不同的，因为我们每个人的内心世界和体验都是独特的。从这个角度来看，我们所看到的世界也可以被视为我们内心世界的投射。

另外，现象学也涉及这一观点。现象学家认为，我们直接经验到的现象（包括我们对世界的感知）是真实的，而这些现象实际上是我们的意识所构成的。因此，从某种程度上说，我们所看到的世界也可以被视为是我们意识的投射。

在佛教中，有一个著名的故事可以作为内心投射的例子。

五祖弘忍大师想选择一位继承人，于是让弟子们各写一首偈子来表达自己的佛学见解。其中，最受推崇的上座弟子神秀写了一首偈子："身是菩提树，心如明镜台；时时勤拂拭，勿使惹尘埃。"这首偈子表达了通过修行达到清净境界的理念。然而，五祖弘忍认为神秀尚未真正开悟。

与此同时，慧能也写了一首偈子："菩提本无树，明镜亦非台；本来无一物，何处惹尘埃？"这首偈子表达了对诸法空性的理解，即一切法（包括物质和精神世界的所有现象）都是空的，没有固定不变的实体。慧能认为，世间的一切本来就没有得到什么，又何来失去呢？这种深刻的理解显示了他已经见道开悟。

在这个故事中，神秀和慧能对于佛法的理解可以看作是内心投射的反映。神秀虽然修行刻苦，但他的偈子仍然透露出对"有"的执着，即认为通过修行可以达到某种清净境界。而慧能则通过体悟诸法空性，看到了世界的本质是无，从而超越了内心的执着和烦恼。

这个故事说明，我们内心的状态会影响我们对世界的理解和认知。当我们内心充满执着和烦恼时，我们所看到的世界也会充满问题和障碍；而当我们内心平静、无执无著时，我们才能真正看清世界的本质。因此，修行佛法的过程也是一个不断净化内心、减少投射的过程。

王阳明的心学强调"心即理"，认为"天下无心外之物"。

他在阐述"天下无心外之物"的观点时，经常引用"岩中花树"的故事。这个故事是这样的：

有一天，王阳明和他的朋友到山间游玩。当朋友看到岩石间的一朵花时，他提出了一个疑问："你常说'心外无理，心外无物'，那么这朵花在深山中自开自落，与我的心有何关系？"王阳明回答道："你未看此花时，此花与汝心同归于寂；你来看此花时，则此花颜色一时明白起来，便知此花不在你的心外。"

这个故事很好地诠释了王阳明"心即理"和"天下无心外之物"的观点。他认为，事物的存在与否，以及我们如何理解和感知它，都受到我们内心状态的影响。当我们没有注意到某物时，它与我们内心的意识状态一样，都处于一种沉寂的状态；而当我们开始关注它时，它便在我们的意识中变得鲜活起来，从而被我们所感知和理解。

因此，从这个角度来看，我们可以说我们所看到的世界，其实是我们内心世界的投射。我们的内心状态、情感、欲望和观念等都会影响我们对世界的感知和理解。而王阳明的心学正是强调了我们内心的主动性和创造性，认为我们可以通过调整自己的内心状态来改变对世界的感知和理解，从而达到一种更高的境界。

在心理学中，也有类似的理论，如"投射测试"，认为人们常常会在无意识中将内心的欲望、动机、情感或冲突表现在外界的事物或情境上。这种表现并不是有意识的或故意的，而是无意识地发生的，反映了被测试者深层的心理状态。

在投射测试中，常见的测试材料包括模糊的图片、不完整的句子、墨迹图等，这些材料本身没有固定的意义，但能够激发被测试者的自由联想和想象。被测试者在面对这些材料时，会根据自己的内心状态、经验和情感来解读它们，从而展现出自己内心的欲望和冲突。

例如，在罗夏墨迹测验（Rorschach Inkblot Test）中，被测试者被要求描述看到墨迹图时联想到的内容。通过分析被测试者的描述，心理学家可以推测出他们内心的欲望、动机和情感。如果被测试者频繁地描述与性、攻击性或权力相关的内容，那么这可能暗示着他们内心存在这些欲望或冲突。

心理防御机制中的投射简单来说就是个体将自己的特点、想法、情绪等转移到他人或物上，认为对方也拥有和自己相似的特质或情感。这种机制在个体面临挫折或冲突时，可以帮助他们暂时解脱烦恼，减轻内心的不安。

投射机制在婴儿时期可以认为是相对正常的，但在成年人中，如果过度使用或歪曲现实，就可能导致偏执妄想或人际关系的困扰。例如，当一个人心情沮丧时，可能会觉得周围的事物也在悲伤，这就是一种典型的投射现象。

然而，投射机制并不能真正解决问题，反而可能影响个体对事情的正确观察和判断，导致误解和人际关系的新问题。因此，在使用投射机制时，我们需要有拨开迷雾、认清事实的勇气和智慧。

小芳是一个内向而敏感的女孩，她总是害怕与人交往，担心自己的言行会引起他人的不满或嘲笑。她常常觉得周围的人都在对她品头论足，这让她感到非常不安。

有一天，小芳参加了一个聚会，她发现自己不小心把饮料洒在了裙子上。她感到非常尴尬，担心别人会因此嘲笑她。然而，她注意到一个陌生女孩也在聚会上不小心把饮料洒在了身上，但那个女孩却毫不在意，继续和朋友们开心地聊天。

小芳突然意识到，自己之前的担忧可能只是自己内心的投射。她投射了自己的敏感和不安到他人身上，认为他们也会像自己一样嘲笑她。然而，事实并非如此，大多数人并没有注意到她的失误，也没有对她产生任何负面评价。

这个经历让小芳开始反思自己的投射行为。她意识到，过度投射会让她错过与他人建立真实关系的机会，阻碍她的人际交往。于是，她决定努力克服自己的敏感和不安，学会更加客观地看待他人的反应和态度。

渐渐地，小芳开始主动与他人交流，参与社交活动。她发现，当她不再过度投射自己的担忧时，她能够更自然地与他人相处，建立真实而深厚的友谊。

然而，投射机制也有其积极的一面。在小芳的成长过程中，她也发现投射有时能够帮助她应对困难情境。当她面对一些挑战或不确定的事情时，她会投射出积极的情绪和期望，让自己保持乐观和自信。这种积极的投射能够帮助她更好地应对困难，迎接新的挑战。

二、压抑

当人们面临困难、挫折或创伤时，为了减轻内心的痛苦，他们往往会选择将不愉快的经历、思想、情感或记忆压抑到潜意识中，不让它们进入意识层面。这样做可以在一定程度上保护个体的自尊心和自我形象，减少对自己的伤害。

从生理学的角度来看，压抑的心理防御机制与大脑的运作机制密切相关。当人们面临压力或不愉快情绪时，大脑中的某些区域会被激活，释放出一系列压力激素。而压抑则可以通过抑制这些区域的激活，减少压力激素的释放，从而降低个体的情绪负荷和焦虑水平。

压抑并不总是有益的。过度的压抑可能导致情绪积累，长期下来可能会引发各种心理问题。因此，适当地面对和处理不愉快的经历和情感，寻求健康的情绪表达方式，是更为理想的方式。

屈原生于战国时期的楚国，他才华横溢，精通政治、文学和军事。他深爱着自己的国家，一心想要为楚国的繁荣富强贡献力量。然而，由于政治斗争的复杂性，他多次被排挤和打压，他的建议和主张往往被忽视甚至遭到反对。

屈原的内心充满了对国家的担忧和对时局的无奈，但他却无处发泄，只能将这些情感压抑在心底。他试图通过诗歌创作来表达自己的情感，抒发内心的苦闷和不满。

随着时间的推移，屈原的压抑感越来越强烈，他的身心都受到了极大的摧残。最终，在楚国遭受重大失败、国家岌岌可危的时刻，屈原感到无力回天，他选择了投江自尽，以死明志。

屈原的故事是一个深刻的教训，它告诉我们，当面对压力和困境时，过度压抑自己的情感和思想并不是解决问题的办法。我们应该学会找到适当的方式来表达自己的情感和需求，寻求他人的理解和支持。只有这样，我们才能更好地应对生活中的挑战和困难，避免走向极端。

面对内心的压抑，我们需要找到一些健康且有效的释放途径。

在无人的地方大吼，可以帮助我们释放内心积聚的压力和情绪。当我们在一个安全且私密的环境中，大声地喊出自己的不满和痛苦时，这些负面情绪会随着声音的释放而得到一定的缓解。这种方式并不会伤害到他人，同时也能让我们感受到一种短暂的解脱和放松。

打枕头也是一个很好的选择。当我们感到愤怒或沮丧时，用力地击打枕头可以让我们的身体感受到一种释放的力量。这种物理上的动作能够帮助我们转移注意力，将负面情绪从心理上转移到身体上，从而在一定程度上减轻内心的压抑感。

当然，除了这两种方式，还有很多其他的方法可以帮助我们缓解压抑。比如，我们可以选择进行户外运动，让大自然的美景和新鲜的空气来舒缓我们的心灵；或者我们可以与朋友分享自己的感受，通过他们的理解和支持来减轻我们的负担；此外，冥想、瑜伽、绘画等也是很好的情绪释放途径，它们可以帮助我们平复情绪，找回内心的平静。

三、反向形成

也称为反向作用，当人们面临与自身欲望、动机或观念相冲突的情况时，他们可能会表现出与内心真实感受或意图截然相反的态度和行为，以减少焦虑、维护内心的安宁或避免可能的冲突。

这种防御机制在无意识中发生，个体可能并不清楚自己正在使用它。例如，一个人可能内心深处非常自卑，但在外在表现上却显得过于自大或傲慢，以掩盖真实的自我感受。另一个例子是，一个人在情感上非常依赖他人，但表面上却表现出极度的独立和冷漠，以避免显得过于脆弱或需要他人的照顾。

高中生李明暗恋着同班的林雨,但每次当林雨靠近时,他却故意表现得冷漠甚至挑剔。他内心明明渴望与她交流,却总是故意找茬或与她保持距离。这种明明喜欢却故意疏远的行为,就是情感表达中的反向形成。

反向形成的防御机制虽然可以在短期内帮助个体应对压力和冲突,但长期使用可能会带来负面影响。它可能导致个体与真实自我渐行渐远,难以建立健康的人际关系,甚至可能引发更严重的心理问题。

因此,了解和识别反向形成的防御机制对于个体心理健康至关重要。

丘吉尔,这位英国历史上的伟大领袖,生涯中充满了荣耀与成就,但同样,他的内心也经历过不为人知的挣扎与困扰。其中,他的抑郁症以及可能采用的反向形成防御机制,就是他人生旅程中一段重要的篇章。

在二战的硝烟中,丘吉尔作为英国首相,肩负起了引领国家走向胜利的重任。然而，在这看似无坚不摧的外壳下，他的内心却饱受抑郁症的折磨。他时常感到疲惫不堪，对未来充满了绝望与迷茫。这种心理状态，对于一个领导者来说，无疑是一个巨大的挑战。

为了掩盖自己内心的脆弱与不安，丘吉尔可能无意识地采用了反向形成的防御机制。在公众面前，他展现出坚定、自信的形象，用豪言壮语和果断的决策来掩盖自己内心的痛苦。他努力让自己看起来强大无比，仿佛没有任何困难能够击倒他。

然而，这种反向形成并没有真正解决丘吉尔内心的困扰。他的抑郁症依然存在，甚至在某些时候变得更加严重。但正是这种内心的挣扎与矛盾，让丘吉尔更加坚定了自己的信念与目标。他明白，作为领导者，他不能轻易展现出自己的软弱。因此，他选择用反向形成来保护自己，同时也激励着自己不断前行。

在二战的关键时刻，丘吉尔的坚定与自信成为国家的精神支柱。他的演讲和决策激发了人民的斗志，帮助他们度过了最艰难的时刻。虽然他的内心充满了矛盾和挣扎，但他依然用自己的方式引领着国家走向了胜利。

丘吉尔的抑郁症和反向形成，虽然是他人生中的一段阴影，但也正是这段经历，让他更加坚定和成熟。他用自己的方式证明了，内心的挣扎并不妨碍他成为一位伟大的领导者。

四、压制

它涉及个体在面对冲突、威胁或焦虑时，通过有意识地控制或推迟某些思维、情感或冲动，避免直接面对或处理这些令人难以承受的心理内容。

在心理分析中，压制与压抑有所不同。压抑通常是无意识地将痛苦或冲突的记忆、感受或冲动排除在意识之外，而压制则是一种更为主动的、有意识的过程，个体通过意识层面的努力，将某些内容暂时推迟或控制起来。

压制的防御系统在某些情况下可以作为一种积极的应

对策略。例如，当个体面临强烈的情绪冲动或冲突时，通过压制可以暂时避免直接冲突，给予自己更多时间来冷静思考和处理问题。这种机制有助于使个体在压力环境下保持相对稳定的心理状态，避免冲动行为或情绪爆发。

然而，过度使用压制的防御系统也可能带来负面影响。长期压制某些内容可能导致心理压力累积，最终可能以其他形式爆发出来，如焦虑、抑郁或其他心理问题。此外，过度压制还可能阻碍个体对自己真实感受和需求的认识，导致自我认知的扭曲或障碍。

在使用压制的防御系统时，个体需要保持一定的平衡和警觉。当面临难以承受的心理内容时，适度的压制可能有助于缓解压力，但也需要适时地面对和处理这些被压制的内容，以促进个人成长和心理健康。

项羽出生于楚国贵族家庭，自小受到严格的军事训练和文化熏陶。他拥有非凡的武艺和领导力，但性格中却带有一股难以抑制的狂暴和冲动。在楚汉争霸的战争中，项羽凭借强大的军事力量和英勇的战斗精神，一度成为天下的霸主。

然而，项羽内心深处却充满了矛盾和冲突。他对于权力的渴望和对敌人的仇恨，常常使他陷入无法自制的情绪之中。他试图通过压制自己的情感来保持冷静和理智，但这种压制却如同紧绷的弦，随时可能断裂。

在关键的决策时刻，项羽的压制防御系统常常失效。他无法控制自己的冲动，导致了一系列战略上的失误和决策上的错误。例如，在鸿门宴上，他本有机会除掉刘邦这个潜在的威胁，但却因为一时的犹豫和压制不住的情感而放过了对方。这一决策最终成为他失败的伏笔。

随着战争的持续，项羽的心理压力越来越大，他的压制防御系统也越发难以维持。在垓下之战中，他面临着四面楚歌的困境，内心的矛盾和冲突达到了顶点。最终，在乌江边，他选择了自刎身亡，结束了自己短暂而辉煌的一生。

五、认同

认同是一个复杂而深刻的心理过程，它涉及个体在成长过程中对他人态度和行为的内化及模仿。认同通常是无意识的，其动机在于将他人的力量或特质吸收为自我所有，以增强自身的安全感和自我价值感。

认同在人格发展中扮演着至关重要的角色，特别是在儿童期和青少年期。通过对父母、长辈或重要人物产生认同，个体能够学习到社会规范、价值观念以及行为模式，从而逐渐形成自我认知和行为方式。

认同有多种形式，其中最常见的是与攻击者认同、与理想形象客体认同以及与丧失的客体认同。与攻击者认同是指个体在遭受攻击或批评时，会仿效攻击者的态度和行为，以应对内心的焦虑。这种认同方式往往源于个体在童年时期遭受过父母或他人的无理指责，从而形成了对攻击行为的模仿和内化。

与理想形象客体认同则是个体通过模仿某个他们认为非常优秀的人来塑造自我形象。这种认同方式能够使个体获得安全感，因为他们似乎能够借鉴这些优秀人物的力量和特质，从而提升自我价值感。例如，青少年可能会模仿他们心目中的英雄、偶像或明星，以追求相似的成就和荣耀。

与丧失的客体认同则是个体在失去所爱之人后，通过抓住他们的某些物品或特质来减轻思念带来的痛苦。这种认同方式反映了个体对逝去亲人的深深眷恋和思念，同时也揭示了他们内心对安全感和亲密关系的渴望。

在电视剧《虎啸龙吟》中，曹睿扮母的情节生动地展现了与丧失的客体认同的心理过程。曹睿因为母亲的去世而饱受心理折磨，他通过穿着母亲的旧衣饰、模仿母亲的行为来减轻思念的痛苦。这种认同方式虽然在一定程度上缓解了他的内心痛苦，但也暴露了他对母亲深深的眷恋和无法割舍的情感纽带。

认同作为心理防御机制的一种，对于个体的心理健康和成长具有重要意义。然而，过分依赖认同或选择不恰当的认同对象也可能导致个体陷入困境或产生心理问题。因此，我们需要深入了解认同的机制和影响，以更好地理解和支持个体的成长和发展。

六、攻击自身

指个体将本应针对他人的攻击冲动转为攻击自己。即使问题的根源并非在于自身，个体也常常会自责和怪罪自己。这种机制使得个体将外部所有的负性情感都施加在自己身上，导致自我伤害。

例如，在情侣分手的情况下，被分手的一方可能会因为悲伤和懊悔而采取自伤行为，如割腕等。此外，当个体与他人发生矛盾时，有些人可能会选择撞墙、扇自己耳光等自伤行为来发泄情绪，这也是攻击自身的一种表现。

事实上，许多人在面对冲突和困难时，更倾向于攻击自己而不是攻击他人。他们将这些负面情绪和攻击内化，使自己成为承受者。患有抑郁症的人往往更容易陷入自我攻击的漩涡，但即使没有抑郁症的人也可能表现出自我攻击或自我厌恶的行为。

那么，为什么有些人会过度自我攻击呢？

这背后可能涉及童年环境、人格特质等多方面的影响。个体的自我认知和情感调节能力在很大程度上决定了他们是否容易陷入自我攻击的境地。当个体能够更好地理解并接纳自己时，自我攻击的张力就会相应降低。

过度自我攻击会破坏个体的自我感受，导致不良的自我评价，进而影响自尊和社会适应能力。

林雅曾经是一个充满活力和自信的女孩，她的世界在遇见陈杰的那一刻变得更加绚丽多彩。两人相识于大学的一次社团活动，陈杰的幽默和才华深深吸引了林雅，而林雅的阳光和真诚也让陈杰心动不已。他们很快坠入了爱河，成为校园里人人羡慕的一对。

然而，美好的时光总是短暂的。毕业季的到来，让两人不得不面对未来的选择。陈杰想要去国外深造，而林雅则希望留在国内发展。两人因为这个分歧开始频繁争吵，感情逐渐出现了裂痕。尽管林雅试图妥协和挽留，但陈杰最终还是选择离开，两人结束了这段恋情。

　　失恋后的林雅陷入了深深的痛苦之中。她开始怀疑自己的价值，认为自己的失败是因为自己不够好。她变得沉默寡言，不愿意与人交流，甚至开始疏远自己曾经的朋友。她经常独自一人坐在房间里，回忆着过去的点点滴滴，泪水不自觉地滑落。

　　在自我攻击的过程中，林雅开始对自己的外貌、能力和性格进行否定。她觉得自己长得不够漂亮，能力不够出众，性格也不够完美。她甚至开始自残，用刀片划过手臂，试图用疼痛来转移内心的痛苦。

　　幸运的是，林雅的朋友和家人及时发现了她的异常。他们耐心地倾听她的倾诉，给予她关爱和支持。在朋友和家人的陪伴下，林雅开始逐渐走出阴影。她意识到，失恋并不是自己的错，每个人都有权利选择自己的生活方式。她开始学会接受现实，勇敢地面对未来的挑战。

在经历了一段时间的自我疗愈后，林雅重新找回了自信和勇气。她开始关注自己的内心世界，努力提升自己。她报名参加了各种兴趣小组和社交活动，结识了新的朋友，也找到了新的生活方向。虽然失恋给她带来了巨大的痛苦，但她也从中学会了坚强，得到了成长。

七、隔离

隔离是当人们面对一些负面问题或负性事物时，为了避免内心的冲突和尴尬，可能会选择把那些自己不愿意面对的部分从意识里隔开，不让自己意识到，从而避免精神上的烦恼和不愉快。

这种机制在个体面对压力、恐惧或冲突时，可以帮助他们暂时避开不愿面对的现实，以减轻心理负担。

在古罗马帝国时期，有一位名叫马可的贵族青年。他生活在一个充满权谋和争斗的环境中，家族之间的恩怨纷繁复杂。马可一直努力维持家族的荣誉和地位，但随着时间的推移，他逐渐感到力不从心，内心的压力和恐惧不断积累。

某天，马可得知自己卷入了一场政治阴谋，可能面临严重的后果。面对这一突如其来的危机，他感到无法承受，于是选择了一种逃避的方式——隐居。他离开了繁华的城市,来到偏远的乡村,与世隔绝,过上了简单而宁静的生活。

在隐居的日子里，马可逐渐学会了独处，不再关注外界的纷争和争斗。他通过隔离自己，成功地将那些不愿面对的现实和问题从意识中隔开，暂时摆脱了内心的压力和恐惧。

然而，隔离只是暂时的逃避，马可最终还是需要面对现实。随着时间的推移，他逐渐认识到，逃避并不能解决问题，只有勇敢地面对现实，才能找到真正的出路。于是，他重新回到了城市，勇敢地面对了那些曾经让他恐惧和逃避的问题。

八、否认

否认是个体在面对不愿承认或接受的不愉快现实时，一种无意识的自我保护手段，它是最原始、最基础的心理防卫机制之一。这种机制通过否认不愉快事件的存在或对自己感受到的事情进行否认，帮助个体暂时逃避心理上的痛苦，达到心理慰藉的效果。

否认心理防御机制形式多样，包括本质上的否认，即便有大量证据证实某事物的存在，个体仍选择否认其真实性；行动上的否认，通过行为象征性地表达出不愉快的事实并非真实发生；幻想中的否认，坚持错误的信念以避免直面恐怖的现实；以及言语上的否认，利用特定字眼来自我暗示现实的虚假性。

否认心理防御机制的存在，既有其积极的一面，也有其潜在的负面影响。积极面在于，它能够在某种程度上帮助个体应对不愉快事件，降低心理压力，例如在面对疾病诊断或亲友离世等沉重打击时，否认的态度可以为个体提供暂时的心理缓冲，减轻焦虑情绪。然而，其负面影响亦不容忽视。长期或过度使用否认机制可能导致个体对现实的认知失真，阻碍问题的有效解决，甚至可能使心理压力不断累积，最终演变为心理问题，如抑郁症等。

南京大屠杀作为二战期间日本军队在中国南京犯下的严重罪行，其历史真实性不容置疑。然而，令人遗憾的是，尽管有大量历史证据和幸存者证词，日本右翼势力及其支持者却试图否认或淡化这一历史事实。他们声称南京大屠杀是虚构的，或夸大其词，通过媒体和互联网散播错误信息，甚至对坚持真相的人进行攻击。

这些否认者可能以各种理由来支撑自己的观点，如将南京大屠杀归咎于个别士兵，声称这并非日本军队的整体行动；或者不承认经统计的死亡人数，以削弱事件的严重性。他们还可能质疑幸存者证词的可靠性，甚至挑战国际社会对南京大屠杀的认定。

然而，这些否认行为是站不住脚的。大量历史文献、照片、纪录片和幸存者证词都无可辩驳地证明了南京大屠杀的发生和其惨绝人寰的程度。国际社会和众多历史学者已经对此进行了广泛而深入的研究，确认了其历史真实性。

日本右翼势力对南京大屠杀的否认不仅是对历史真相的歪曲和逃避，更是对受害者和其后代感情的伤害。这种否认阻碍了日本年轻一代对历史的正确认识和理解，破坏了日本与其他国家之间的互信和合作基础，对地区的和平稳定构成了威胁。

因此，我们坚决反对任何形式的历史否认和歪曲。我们应该以客观、理性和全面的态度对待历史，尊重历史真相。

九、恐吓欺凌

这种行为的目的是缓解恃强凌弱者因为失去爱而产生的焦虑感和负罪感，好斗的态度激起了敌意的反应，而这种反应又增加了他们的焦虑，并因此产生更多的攻击性行为。恶性循环就此形成。

恐吓欺凌者的攻击性的背后，往往是其自身的脆弱，他们的攻击性可能正来源于其自身的挫败感、羞辱感或愤怒情绪。

很多欺凌者曾经或者同时也是被欺凌者。而个人心理疾病与社交障碍、家庭问题、社会压力等因素也是欺凌行为产生的可能诱因。

在一个普通的中学里，内向的小明成了欺凌者的目标。面对小刚等同学的欺凌，小明最初选择了沉默和忍受，这实际上是一种无意识的逃避机制。然而，随着欺凌的加剧，小明的心灵受到了极大的伤害，他变得更加沉默和孤立。

幸运的是，小明的同桌小丽发现了他的困境，并鼓励他勇敢地站出来反抗。在小丽的支持下，小明决定向老师寻求帮助。通过老师的调查和干预，小刚等人受到了应有的惩罚，并向小明道歉。这一事件让小明重新找回了自信和勇气，他也学会了如何更好地保护自己，避免成为欺凌的目标。

这个故事告诉我们，面对欺凌时，逃避和沉默并不是解决问题的办法。我们应该勇敢地站出来反抗，寻求他人的帮助和支持。同时，社会、学校和家庭也应该加强对欺凌行为的预防和干预，为每个学生提供一个安全、和谐的学习环境。

当个体遭受欺凌恐吓时，可以采取以下具体办法来应对。

保持冷静和镇定：尽量不让恐惧和愤怒控制自己的情绪，保持冷静的头脑有助于你更好地应对欺凌。

记录证据：详细记录欺凌的情况，包括时间、地点、涉及的人员、具体的欺凌行为等。这些记录可以作为日后报警或向学校、家长求助的证据。

寻求外部帮助：向家长或监护人求助：向他们详细陈述你所遭受的欺凌，并请求他们给予支持和协助。

向学校或老师反映：如果欺凌发生在学校，及时告知老师或学校管理人员，他们可以采取适当的措施来保护你。

报警：如果欺凌行为涉及身体伤害或威胁到你的生命安全，应立即报警，让警方介入处理。

避免单独行动：尽量避免独自前往欺凌多发地，尽量结伴而行或在人多的地方活动。

学习自卫技巧：考虑参加一些自卫课程，学习基本的自我保护技巧，提高自己的安全防范意识。

利用社交媒体或网络平台：如果欺凌行为在网络上发生，可以通过相关平台或机构进行举报，并保留相关证据。

向法律服务机构求助：如果欺凌行为涉及违法或侵犯你的权益，可以向法律服务机构求助。在专业人士的帮助下维护自己的合法权益。

十、冷漠

当个体面临挫折、冲突或痛苦时，冷漠机制可以帮助他们保护自己，减轻内心的压力和不安，恢复心理平衡。通过启动冷漠机制，人们可以抵御伤害、压力和痛苦，使自己保持冷静和疏离。

冷漠也包含了对外界的敌意。进入冷漠模式的人，通常有受人欺骗或遭人暗算所造成的心灵创伤。这些原因使有冷漠心理的个体逐渐失去了热情、集体主义精神，使他们的人际关系表现得冷漠、自私、不团结友爱等。

冷漠的表现并不是在任何场合下都会产生的，它一般在令个体感受到不和谐的群体或陌生的环境中出现。个体在这种场合下进行人际交往，就会显示出对人对事漠不关心的态度，觉得一切都与自己无关。

过度的冷漠可能导致个体与他人产生隔阂，影响人际关系的建立和维护。因此，在适当的时候，我们需要学会调整自己的情感表达，避免过度冷漠。

尼采，这位德国哲学家，一生都在追求真理与自由。然而，他的思想并不被当时的社会所接纳，他的学说被认为是异端邪说，遭到了许多人的批判和排斥。

在这种环境下，尼采逐渐变得冷漠而孤独。他开始疏远人群，不再愿意与他人交流。他将自己的思想深深地埋藏在心底，不再轻易向外界展示。

尽管如此，尼采并没有放弃对真理的探索。他继续思考、写作，将自己的思想用文字表达出来。他的著作中充满了对生命、道德、宗教等问题的深刻思考，成为后世哲学研究的重要资料。

然而，尼采的冷漠与孤独也给他带来了许多痛苦。他常常感到自己孤立无援，无法得到他人的理解和支持。这种孤独感使他的心灵变得更加脆弱，也加深了他对世界的冷漠态度。

最终，尼采在孤独中走向了崩溃。他的一生充满了悲剧色彩，不过，他的坚持和执着，也使得他的思想得以流传至今，影响了无数后人。

十一、普遍化

普遍化是指个体在面对压力、冲突或不安时，倾向于将个人的困扰或感受归因于普遍存在的现象或他人，以此来减轻自身的焦虑和内疚感。这种机制在心理学中是一种常见的应对策略,有助于个体在面对困难时保持心理平衡。

普遍化防御机制可以帮助个体将个人的问题或失败看作是普遍存在的现象，而非仅仅是个人的不足或错误。通过这种方式，个体能够减轻对自我能力的质疑，降低自责感，从而在一定程度上缓解焦虑和压力。

佛陀在摩羯陀国向国王讲法。城中的一位妇人刚死去了孩子，她无法接受这个现实，不肯将孩子火葬，抱着孩子在路边哭泣道："我可怜的孩子啊，谁能救救他啊！"

吠陀门弟子说："有一个人，可以让你的孩子活过来。"众人疑惑地问："他是谁啊？"

吠陀弟子答："佛陀。"

妇人问："他在哪里？"

吠陀弟子回答说："在皇宫。"于是妇人于是抱着孩子向皇宫奔去。

妇人来到佛陀面前，哭诉道："啊，尊者，您是我最后的希望，请让我的儿子活过来吧，把孩子还给我吧尊者，让我远离痛苦，求您了尊者。"

佛陀说："我可以让您的儿子复活。"

旁边的人都非常惊诧："这怎么可能、怎么可能？"

佛陀继续对妇人说："我可以让你的孩子活过来，但是，你要做一件事，你到城中任何人家去要一粒芥菜籽。"

妇人抹着眼泪说："好，我马上去。"

佛陀说："但是记住，你讨到的人家，这户人家一定是从未死过人的。"

妇人："好，尊者。"说罢，抱着孩子就去了城中。

芥菜籽很好找，几乎每家都有。

但是妇人找遍了城中所有的人家，都没有找到一户人家没有死过人的。此时妇人的悲伤之情已经缓解了许多，因为佛陀让她明白了，世间万物，有生必有死，这是自然规律。

十二、抵消

　　抵消是一种心理策略，它涉及使用象征性的积极行为或想法来抵消已经发生的不好的方面，以此来降低焦虑感。这种机制在生活中广泛存在，人们常常在不经意间使用它来应对各种不适或焦虑的情绪。

　　例如，当一个人在过年时打碎了一个碗，他可能会说"岁岁平安"来抵消打碎碗带来的不吉利寓意。这种语言上的积极表达，实际上是在心理上对打碎碗这一消极事件进行了一种象征性的抵消，从而减轻由此产生的焦虑和不安。

再比如，有些人做了错事或坏事后，可能会热衷于参与宗教活动或慈善事业，以此来减轻内疚感或罪恶感。这种行为上的积极表现，同样是在抵消他们之前的不良行为所带来的负面影响。

抵消机制帮助人们以积极的方式来应对消极的事件或情绪，从而保持心理的平衡和稳定。

明朝时期，有一位官员因误判案情，导致无辜者受罚，他深感内疚。为了抵消这份罪孽，他决定积极行善，捐资助学、修建桥梁，并亲自审理案件，力求公正。他的善举逐渐传开，人们开始原谅他的过失。这位官员通过实际行动抵消了过去的错误，最终赢得了人们的尊重。这个故事展示了防御机制"抵消"在实际生活中的应用，即通过积极的行为来弥补过去的错误，实现心灵的平衡与解脱。

十三、合理化

合理化是指个体无意识地使用看似合理的解释来为自己难以接受的情感、行为或动机进行辩护，从而减轻焦虑、保持自尊，达到心理平衡的状态。当我们的动机未能满足或行为不符合社会规范时，我们可能会搜集一些符合内心需要的理由，为自己的行为提供合理解释，以掩饰过失，减少焦虑和痛苦。

合理化能帮助我们在面对困扰或挫败时找到安慰，减轻负面情绪的影响，使我们不至于对自己过于苛责。然而它可能也会导致我们陷入自我欺骗和逃避责任的境地。

王莽想篡汉当皇帝，虽说王莽当时已权倾朝野，但想当皇帝还得要有一个合理的理由。于是群臣引经据典找出各种合理化的典故说周公拥立成王摄政，成就周朝王道。所以皇太后仰承上天之命，诏令安汉公登帝位摄政。王莽再三推辞，群臣又出一计。

　　七月，临淄县来报，说昌光乡的亭长晚上梦见了天神，天神让他带话给安汉公王莽，说他应当做真皇帝，如若不信，乡里会出现一口新井。第二天亭长果然在乡里发现了一口新井。此时巴蜀又发现石牛，雍县发现有文字的石头；石文说："上天晓谕安汉公，秉承天命。"王莽听到这些消息，终于说，既然这是上天的旨意，朕岂能违背？于是篡汉称帝。

十四、代偿

代偿指的是个体在面对压力、困难或挫折时，通过增强或强化某个方面的能力或行为来弥补自身的不足或缺陷。这种机制可以帮助人们在困境中保持积极的心态，增强自信心和适应能力。

代偿可以是自觉的和建设性的，其效应是使人能更好地适应社会，更有效地发挥个人的潜力。这通常表现在智力和才能方面，但在成功的代偿中，人的意志品质也得到了锻炼。

代偿并不仅限于自卑或自尊的需要未能得到满足的情况。事实上，当个体的基本需要如安全感、爱与归属感等未能得到满足时，都可能导致代偿机制的出现。例如，有不安全感的人可能会过分追求安全，而不惜牺牲经济和效率；爱与归属感未能得到满足的人可能会过分追求被爱的感觉，容易产生强烈的嫉妒。

在实际生活中，许多成功的人士展现了代偿机制的积极作用。他们通过在某一方面的卓越表现，成功地弥补了其他方面的不足，实现了个人价值和社会价值的统一。

春秋时晏子出使楚国。楚王知道晏子身材矮小，在大门的旁边开一个五尺高的小洞请晏子进去。晏子不进去，说：出使到狗国的人从狗洞进去，今天我出使到楚国来，不应该从这个洞进去。于是迎接宾客的人带晏子改从大门进去。

晏子拜见楚王。楚王说：齐国没有人吗，竟派您做使臣。

晏子回答说：齐国首都临淄有七千多户人家，展开衣袖可以遮天蔽日，挥洒汗水就像天下雨一样，人挨着人，肩并着肩，脚尖碰着脚跟，怎么能说齐国没有人呢？

楚王说：既然这样，为什么派你这样一个人来做使臣呢？

晏子回答说：齐国派遣使臣，各有各的出使对象，贤明的使者被派遣到贤明的君主那儿，不肖的使者被派遣到不肖的君主那儿，我是最无能的人，所以就让我出使楚国了。

无论是智慧的晏子，还是在受歧视的科西嘉小岛出生的身材矮小的拿破仑，他们克服自身条件限制取得的功勋和成就，都反映了代偿机制。

十五、回避

回避指个体在面对不适、痛苦或威胁性情境时，选择避免或逃离这些情境，以减少内心的焦虑和压力。这种机制在人的心理防御体系中起到了重要的作用，有助于个体在面对挑战时保持心理的稳定和平衡。

例如，当一个人遭遇情感挫折时，他可能会选择暂时回避与情感相关的话题或场景，以避免进一步的伤害。或者，当一个人在工作中遇到难以解决的问题时，他可能会选择暂时逃避，通过娱乐、休息或其他方式转移注意力。

1972 年，尼克松的竞选团队在民主党全国委员会总部水门大厦进行了一系列非法活动,包括窃听和窃盗文件。这些行为被媒体广泛报道，引起了公众的极大关注。随着调查的深入，越来越多的证据指向了尼克松总统本人和他的高级助手们。

面对越来越严重的指控，尼克松总统并没有选择直接面对问题，而是采取了回避的防御机制。他试图通过否认、转移话题和拖延时间的方式来逃避责任。

在事件初期，尼克松总统坚称自己对此一无所知，并声称这是手下人的个人行为。他拒绝承认自己的团队参与了非法活动，并试图将责任推给其他人。这种否认策略是他回避问题的一种表现。

同时，尼克松总统还试图通过转移话题来避免直接面对水门事件的指控。他经常在公开场合谈论其他议题，试图转移公众的注意力。此外，他还利用媒体进行宣传，试图通过塑造自己的正面形象来抵消水门事件的负面影响。

然而，随着调查的深入和证据的积累，尼克松总统的回避策略逐渐失效。越来越多的公众开始质疑他的诚信和领导能力。在强大的舆论压力和国会的压力下，尼克松总统最终被迫辞职，结束了他的政治生涯。

这个故事展示了尼克松总统在面对重大政治危机时采用的回避防御机制。他试图通过否认、转移话题和拖延时间的方式来逃避责任，但最终未能成功。这个故事也告诉我们，面对问题时，回避并不是一种有效的解决方式，我们需要采取积极、开放和诚实的态度来面对问题。

回避或逃离危险的行为明显有利于有机体的生存竞争。但长期不适当的回避和逃离行为不利于一个物种保存后代，因为保存后代取决于觅食、栖息和交配活动，而这些活动与回避及逃离是相悖的。

战国时，赵王封蔺相如为上大夫。廉颇不服气，他对人说："我出生入死，立了许多战功，而蔺相如只凭三寸不烂之舌，就官居我之上。若是我遇见他，我要当面羞辱他。"蔺相如听说以后，就有意回避廉颇，以免与廉颇起争执。

有一天，蔺相如出门，远远看到廉颇的马车迎面驶来，他吩咐仆人把车子调转方向，避开廉颇。身边的人都说他太胆小了，蔺相如笑着问大家："你们看廉将军与秦王哪个厉害？"

大家异口同声地说："那当然是秦王厉害啦。"蔺相如又道："我敢在秦国当众呵斥秦王，又怎会怕廉将军呢？"

"只是我想到，强秦不敢侵赵，是因为有我们两个人在，要是我们两人争斗起来，敌人就会来钻空子。我不能忘掉国家的安危啊！"

蔺相如处处回避廉颇，避免了将相失和，秦国因此不敢侵赵。

十六、升华

升华指的是将个人的欲望或冲动转化为被社会接受的、或是具有建设性的活动。这种机制允许个体将原本可能带来冲突或焦虑的情感和能量,转化为积极、有益的行为。

升华通常发生在个体面临一些具有挑战性的情感或冲动时,如性冲动、攻击欲望或其他潜在破坏性的欲望。通过升华,个体能够将这些冲动转化为创造性的、对社会有益的行为,如艺术创作、科学研究或体育运动等。

例如,一个具有强烈性冲动的个体可能选择成为一名艺术家，通过创作表达内心的情感；或者一个具有攻击欲望的人可能选择成为一名警察或军人，通过保护他人来释放这种能量。

升华作为一种防御机制，有助于个体实现自我超越和成长。它不仅能够缓解内心的冲突和焦虑，还能够增强个体的自尊和成就感。然而，需要注意的是，升华并不是一种容易实现的过程，它需要个体具备较高的自我认知和情感管理能力。

1985 年，一位年轻人连夜赶回家去看望他的义父，他的义父得了肺癌，时日不多，年轻人看着病床上的义父流下了眼泪，义父缓缓起身说道："孩子不要难过，快回训练场。"年轻人道："不，我要陪着你，照顾你。"

义父断然拒绝。他希望他的义子能够站在世界的巅峰，让众人仰望，这样他才能安心离开。

他的义子就是后来的世界拳王，迈克·泰森。

泰森出生在美国的一个非裔聚居区，从小没有父亲。

加上家中贫困、兄弟姐妹众多，虽然同母亲一起长大，但很少得到母亲的关爱。

童年缺少家庭的温暖和关爱，让泰森的性格变得冷酷无情。他爱与同龄人打架。到处惹是生非，还经常带领那些和他一样的小混混去偷窃抢劫。

在 9 至 12 岁，泰森有过 51 次被抓的经历，后来被送到纽约州的少年管教所，在这里他遇到了他的义父——库斯达马托。

这位 70 岁的老人，见到泰森的那一刻，不由自主地说：自己一辈子都在等这样的一个孩子，并且预言泰森将成为重量级拳王。

库斯把泰森从混乱的生活里拖了出来，并全面接管了泰森的生活。在库斯的帮助下，泰森将自己的冲动和才华都投入了拳击事业，并取得了巨大的成功。

2017 年，在面对 ESPN 采访时，曾叱咤拳坛，令无数对手胆战心惊的前世界重量级拳王迈克·泰森坐在主持人的对面哭得像个孩子。

而让这位钢铁硬汉在镜头前情绪崩溃的原因，是主持人提到一个名字——库斯·达马托。

迈克·泰森在自传《永不后退》中写道："库斯·达马托，你是我永远的将军，我是你永远的士兵，没有你，我不知道自己将身在何处，因为你，我成了一个一生都在试图超越自己的人，我对你的感激之情无法丈量，再多的语言也无法表达我对你的感激。"

十七、挑逗与挑衅

挑逗通常指向性与性关系，而挑衅则指向受虐（被惩罚）的结果。

这两者都是个体通过表现出某种行为，以促使别人对自己做某些事情。

例如，如果一个人通过言语或行为诱发了他人的性幻想，这可以被视为挑逗；而如果一个人通过言语或行为刺激他人，使其做出一些令自己痛苦的事情，则可能是为了惩罚自己以减少内疚感，这可以被视为挑衅。

在实际生活中，挑逗与挑衅可能并非有意识的行为。

有时，个体可能在无意识中运用这些防御机制，甚至不自知。

例如，一个女性可能仅仅是穿着暴露，而没有意识到这对他人形成挑逗了；或者一个人可能通过言语挑衅他人，而不知自己在寻求控制或满足自己的某种内在需求。

挑逗与挑衅作为心理防御机制，虽然可能在某些情况下能帮助个体应对压力或冲突，但也可能对个体和他人造成负面影响。

例如，过度的挑逗可能引发他人的性骚扰或性侵犯，而挑衅则可能导致冲突升级甚至暴力事件。

因此,在理解和运用挑逗与挑衅这些心理防御机制时，需要保持警觉和理性。个体应该学会识别自己的无意识防御行为，并努力发展更健康、更积极的应对方式，以维护自己的心理健康和人际关系。

在遇到他人展开挑逗或挑衅这种心理防御机制时，使自己得到平复和救治的方法主要包括以下几点：

1. 保持冷静与自信

这是应对挑逗或挑衅的首要步骤。情绪激动只会让事情变得更糟，因此需要冷静地分析对方的意图，并找到最合适的应对方式。同时，保持自信能让对方感受到你的底气，让你在应对时更加有力。

2. 理解对方行为

尝试去理解对方行为背后的真正动机，如恐惧、不安全感、无价值感或缺乏爱等。理解对方的苦衷有助于更好地应对他们的挑衅。

3. 采取合适的回应策略

幽默化解：用幽默的话来化解尴尬的局面，使自己摆脱困境，也让对方无言以对。

反问质疑：通过反问对方，让其意识到自己的无理之处，从而维护自己的尊严。

正面回应：直接指出对方的错误或不合理之处，让对方意识到自己的失礼。

4. 寻求支持

如果情况变得不可控或自己无法应对，不妨寻求朋友、家人或专业人士的支持。他们可以提供情感上的支持，帮助你更好地应对困境。

5. 自我调适

建立内在安全感：通过能量疗法、冥想等方式建立内在的安全感，使自己在面对挑衅时更容易保持冷静。

培养慈悲心：当产生慈悲心时，心会变得柔软温暖有爱，有助于降低对方的负面能量对自己的影响。

调整饮食习惯：均衡饮食能够直接影响情绪，食用富含 Omega-3 脂肪酸和抗氧化剂的食物有助于减少焦虑和抑郁。

规律运动：运动能够释放内啡肽等"快乐激素"，改善心情并增强抗压能力。

综上所述，在遇到挑逗或挑衅时，保持冷静与自信、理解对方行为、采取合适的回应策略、寻求支持以及进行自我调适都是有效的平复和救治方法。

十八、理想化

　　理想化是一种应对策略，它涉及将某个人或某个情境视为理想的典范，对其作出过高的评价。这种策略可以帮助个体在面对现实的不完美或挑战时，保持一种积极的心态和自尊。

　　理想化的过程往往涉及对事实真相的扭曲和美化，使其脱离现实。

　　例如，一个人可能会将另一个人视为无所不能、永远正确的存在，或者将一段关系美化得无懈可击，这种理想化的倾向在年轻人"追星"时尤为明显。他们可能会将偶像塑造得完美无缺，从而逃避现实生活的痛苦和失败。

然而，过度的理想化可能对心理健康产生消极影响。当个体过度美化现实，无法接受其不完美时，可能会导致对现实的无法接受，进而产生心理负担和焦虑。此外，理想化还可能抑制个体对现实的正常认知和情绪体验，导致对问题的回避倾向，长期下来可能不利于心理健康。

因此，虽然理想化在一定程度上可以作为一种积极的心理防御机制，但也需要警惕其潜在的消极影响。在面对现实时，保持适度的理想化，同时接受并面对现实的不完美，是维持心理健康的重要策略。

在民众心中，诸葛亮是理想化的智者典范。他忠诚于国家，为蜀汉的繁荣富强出谋划策，多次助刘备化险为夷。他的聪明才智和卓越贡献，让人们对他充满了敬仰和钦佩。诸葛亮的故事被千古传诵，成为启迪后人的明灯。他的智慧、谋略和忠诚，成为人们心中理想人格的化身。尽管历史的真相可能更为丰富多元，但在人们心中，诸葛亮始终是那个理想的智者，他的形象永远熠熠生辉。

十九、贬低

贬低是一种保护自我情感的方式。当我们面对一些可能让自己感到不安或者痛苦的情况时，有时会无意识地选择贬低那些可能对自己构成威胁的人或事物，以降低自己的焦虑感。

长期使用贬低这种心理防御方式，可能会导致我们对他人的评价产生偏差，甚至影响我们的人际关系。

所以,当我们发现自己频繁使用贬低这种防御机制时，不妨尝试停下来，深呼吸，反思一下自己的真实感受，并寻找更加积极、健康的方式来应对问题。

林悦和赵晴是大学时的好友，两人同寝室，一起学习、吃饭、逛街，几乎形影不离。然而，随着毕业的临近，两人的人生轨迹开始产生分歧。

林悦凭借出色的才华和不懈的努力，成功进入了一家知名公司，担任了重要职位，薪水可观，发展前景一片光明。而赵晴则因为种种原因，只找到了一份相对普通的工作，薪水不高，工作压力也不小。

刚开始，赵晴为林悦的成功感到高兴，但随着时间的推移，她的心态逐渐发生了变化。她开始感到不平衡，为什么林悦可以过得那么好，而自己却要为生活奔波？

为了缓解自己内心的痛苦，赵晴开始有意无意地贬低林悦。她会在林悦面前抱怨工作辛苦，说林悦的公司有多么苛刻，同事有多么难相处。她还会在其他人面前说林悦的坏话，夸大其词地描述林悦的缺点和不足之处，试图让其他人觉得林悦并没有那么优秀。

林悦刚开始并没有察觉到赵晴的变化，但随着时间的推移，她渐渐感受到了赵晴的敌意。她试图与赵晴沟通，但赵晴总是避而不谈，或者找各种借口来为自己辩解。林悦感到非常困惑和失望，她不明白为什么曾经的好友会变成这样。

促使赵晴做出这些行为的心理原因较为复杂，大致可以归结为以下几点。

不平衡感：当看到身边的朋友比自己过得更好时，人们往往会感到不平衡。这种不平衡感源于对自我价值的怀疑和对他人成功的羡慕。为了平衡这种心理，一些人会选择贬低他人，以此来降低他人的价值，从而减轻自己的心理压力。

自卑感：自卑感是贬低他人的另一个重要心理原因。当一个人感到自己不如别人时，为了掩盖自己的不足，他会试图通过贬低他人来提升自己的价值感。通过贬低他人，他可以让自己看起来更加优秀，从而缓解自卑感带来的痛苦。

缺乏自我认知：有些人贬低他人是因为他们缺乏自我

认知。他们无法正确评估自己的能力和价值，因此容易受到他人影响。当看到别人比自己更成功时，他们会感到不安和焦虑，从而采取贬低他人的方式来维护自己的自尊心。

错误的价值观：一些人的价值观建立在与他人比较的基础上。他们认为自己的价值取决于他人对自己的看法和评价。因此，当看到别人比自己更受欢迎或更成功时，他们会感到自己的价值被贬低。为了维护自己的价值观，他们会选择贬低他人来提升自己的感受。

总之，贬低他人是一种不健康的心理行为，它不仅会伤害他人的感情，还会影响自己的心理健康。我们应该学会正确看待他人的成功和优点，尊重他人的选择和努力，同时也要不断提升自己的能力和价值感。

二十、不认同

"不认同"并非一个标准的心理防御机制术语，它指的是个体在面对某种情境或信息时，拒绝接受或认同其真实性、价值性的心理反应。

当个体受到他人的批评或指责时，为了维护自尊，可能会采取不认同的态度，否认批评的真实性或合理性。

案例描述：员工在工作场合中受到上司的负面评价，认为其工作态度有问题。然而，该员工却坚称自己一直尽职尽责，对上司的评价表示强烈抵触。

此案例中的员工通过不认同上司的负面评价，来维护自己的职业形象和自尊心。这种抵触是一种心理防御机制，有助于员工在面对批评时保持心理平衡。

在不同文化或观念背景下，个体可能会因为自己的文化背景或信仰与主流观点不符，而采取不认同的态度。这种不认同可能表现为对主流文化的排斥、对异己观念的抵制或对自己身份的坚守。

需要注意的是，"不认同"心理防御机制虽然在一定程度上有助于维护个体心理健康和自我认同感，但过度使用或不当使用也可能导致个体与周围环境的脱节，人际关系的紧张以及对自我成长的阻碍。

因此，在面对"不认同"心理防御机制时，个体需要保持审慎和开放的态度，以便更好地适应环境和实现自我成长。

在关汉卿的杂剧《窦娥冤》中，窦娥是一位善良而坚贞的女子，她因被冤枉而遭受极大的冤屈。当窦娥被冤枉并面临死刑时，她坚决不认同官府的判决，认为自己是清白的。这种不认同不仅体现在她对判决结果的抗拒上，更体现在她对整个司法体系的不信任上。她坚信自己的清白，并希望通过自己的抗争来揭露真相，洗清冤屈。

虽然窦娥的抗争最终未能改变判决结果，但她的不认同态度却体现了她对自己清白的坚守和对不公的抗争。这种不认同不仅是对判决结果的否定，更是对当时社会不公和司法腐败的一种批判。

从心理防御机制的角度来看，窦娥的不认同可以视为一种自我保护的方式。她通过坚守自己的清白和信念，来抵御来自外界的压力和不公，从而维护自己的心理平衡和尊严。

这个案例虽然体现了"不认同"的心理反应，但它是通过文学作品来呈现的，可能存在一定的艺术加工和夸张。同时，古代社会的文化背景和法律制度与现代存在显著差异，因此在理解和分析这个案例时需要考虑到这些差异。

二十一、幽默

幽默是一种特殊的心理反应，当个体面对压力、挫折、痛苦等不良刺激时，为了维护自己的心理健康，会自然而然地把幽默当作一种心理防御机制。这种机制有助于调整情绪体验，缓解情绪压力，甚至可以帮助个体化解尴尬、保护自尊心，以及应对和化解冲突。

幽默不仅仅是一种心理防御机制，它在人们的日常生活中也扮演着重要角色。例如，当个体面临批评或羞辱时，通过自嘲或调侃，可以将紧张的氛围转化为轻松的笑声，从而减轻自己的压力。同时，幽默也能在人际关系中发挥作用，帮助人们化解冲突，增加解决问题的机会。

幽默的形式多种多样，包括但不限于自嘲式幽默、讽刺式幽默、投射式幽默和挑战式幽默。每种形式都有其独特的表达方式和效果，但共同点是它们都能在一定程度上帮助个体应对不良刺激，维护心理健康。

有一次，庄子穿着破旧的衣服，在市集上闲逛。突然，一个衣着华丽、趾高气昂的贵族走了过来，看到庄子这副模样，不禁嗤之以鼻，嘲讽道："看你这副穷酸相，恐怕连只鸡都买不起吧！"

庄子听后，不怒反笑，他悠然自得地回答说："你说得对，我确实买不起鸡。不过，你知道吗？我能够和凤凰共舞，和神龙共游，这些可是你无法企及的。"

贵族一听，顿时愣住了，他没想到庄子会如此巧妙地用幽默来回击自己。周围的人也纷纷被庄子的机智和幽默所折服，纷纷点头称赞。

庄子用幽默化解了贵族的嘲讽，不仅维护了自己的尊严，也展示了自己的智慧。将原本的尴尬和紧张气氛化解为一片轻松的笑声。

这个故事告诉我们，幽默不仅是一种防御，更是一种智慧的表现。在面对困境和嘲讽时，我们可以用幽默来化解尴尬，保护自己的心理健康。

二十二、补偿

当个体因生理或心理上的缺陷而无法达成目标时，补偿机制会促使他们寻找其他方式来弥补这些缺陷，从而减轻焦虑感并增强自尊心。

补偿机制可以分为积极和消极两种形式。积极的补偿是指个体采用适宜的方法来弥补缺陷，这有助于他们适应社会，修正自己的不足，增强安全感并提高自尊心。例如，有些人可能通过发展其他技能或兴趣爱好来补偿他们在某一方面的不足，从而实现个人的全面发展。

消极的补偿则是个体采用不适当甚至有害的方式来弥补缺陷，这种方法通常不会带来实质性的帮助，反而可能导致更多的问题。比如，一些人可能会选择沉溺于酒精、滥用药物或参与不良行为来逃避现实或缓解痛苦。

因此，在运用补偿机制时，我们需要确保采用积极、健康的方式来弥补缺陷，避免陷入消极的补偿循环中。

据说，爱因斯坦担任普林斯顿高级研究所主任后，很少能待在办公室里。一切日常事务都由秘书处理。

一天下班时间已过，办公室里的电话铃声响了。秘书不耐烦地拿起了听筒。

耳机里传来温文尔雅而又熟悉的声音："请您告诉我，爱因斯坦博士新搬的住所在哪儿？"

秘书一时没听出是谁，回答说："不能奉告。因为爱因斯坦博士太忙，他不愿他的住处受到干扰。"

这时电话里的声音突然变低了，请你不要告诉任何人，我就是爱因斯坦博士。我正要回家，可我忘记了自己住在哪里。

秘书忍不住哈哈大笑。原来爱因斯坦回家时在路上边走边思考问题，走着走着竟走到了一个陌生的地方。

当他发现自己迷了路想回家时，却又忘记了自己家的地址，爱因斯坦在学习和工作上有惊人的天赋，可在生活中却似乎比普通人还要"低能"，但这并不妨碍他是全世界最有智慧的人，这就是补偿。

二十三、利他主义

利他主义是个体在面对冲突或压力时，采取的一种应对策略。这种策略的特点在于，个体选择帮助他人，以满足自身的某种需求或减轻自身的焦虑感。

在精神分析的语境中，利他主义可以被看作是自我用来应付本我和超我压力的手段。当自我受到本我和超我的威胁，引起强烈的焦虑和罪恶感时，焦虑会无意识地激活利他主义这一防御机制。通过帮助他人，个体可以在某种程度上转移注意力，减轻自身的压力和焦虑，从而保护自我，缓和或消除不安和痛苦。

利他主义也被视为一种伦理学上的生活态度和行为原则。它强调个体在特定的时间和空间条件下，应以牺牲自己的适应性为代价，来增加、促进和提高另一个个体的适应性。这种行为不期望任何回报，完全出于自愿和对他人的关爱。

从行为表现来看，利他行为具有以有益他人为目的、不期望任何回报、出于自觉自愿以及可能伴随个人利益损失等特点。这种行为在社会生活中广泛存在，如捐赠物资、志愿服务、帮助他人解决困难等。

吴起，作为战国时期的著名军事家，他的作战特点与思想包括重视兵法的研究和运用，以及重视士卒的训练和管理。他关爱士卒，与士卒同甘共苦，赏罚分明，以提高士卒的战斗力和士气。

吴起在行军途中从不单独骑马，而是和士兵一起行走，共同经历艰辛。当士兵生病或受伤时，吴起会亲自照顾他们，甚至用嘴为士兵吮吸脓疮。这正是利他主义的一种体现。

吴起视士卒如子,愿意为他们付出自己的时间和精力,甚至冒着生命危险去保护他们。这种精神不仅提高了士卒的战斗力和士气,也赢得了士卒的深深敬爱和忠诚。

　　吴起的行为不仅是对士卒的关爱,更是对社会、对国家的贡献。他的爱兵行为,使得军队更加团结、战斗力更强,从而能够更好地保卫国家和人民。这种以大局为重,以他人利益为先的精神,正是利他主义的核心所在。

　　因此,可以说吴起爱兵如子的典故是利他主义的一种具体表现。

二十四、隐藏

个体通过隐藏真实的想法、情感或行为，来避免可能带来的伤害或冲突。

然而，过度使用隐藏这种心理防御机制可能会带来一些问题。例如，它可能导致沟通障碍，使得与他人的关系变得疏离或难以建立深入的联系。此外，隐藏也可能阻碍个人的成长和发展，因为它阻止了面对和解决问题的机会。

面对自己的情感和想法是成长的重要一步。虽然隐藏可能带来短暂的安慰，但长期来看，坦诚和真实的表达才是建立健康关系和个人成长的关键。

隐藏的防御机制通常源于多种复杂的因素。以下是一些可能的原因。

过去的伤害性经历：个体可能在过去遭受过情感上的创伤、欺凌或其他形式的伤害。为了避免再次受到伤害，他们可能会选择隐藏自己的真实感受和想法。

自我价值的质疑：当一个人缺乏自信、自尊或自我价值感时，他们可能会担心自己的情感表达不被接受或认可。因此，为了避免可能的否定或嘲笑，他们选择隐藏自己的感受。

对拒绝的恐惧：有些人非常害怕被拒绝或否定，尤其是在亲密关系、友情或工作环境中。为了避免这种恐惧成为现实，他们可能会选择不表达自己的真实感受。

避免冲突的愿望：有些人可能认为表达自己的真实感受会引发冲突或矛盾，因此他们选择隐藏自己的立场和情感，以维护表面的和谐。

社会化的影响：在某些文化或社会环境中，人们被教导要抑制自己的情感，认为这样才是成熟、理智的表现。长期的社会化过程可能使个体形成了隐藏真实感受的习惯。

每个人的情况都是独特的，隐藏心理机制的产生可能涉及上述因素的组合。

有一个名叫林婉的女孩。她有着清亮的眼眸和温柔的笑容，但总是习惯性地隐藏自己的真实情感。林婉的内心深处藏着一个不为人知的秘密——她曾经深爱过一个男孩，但那段感情却给她带来了深深的伤害。

那个男孩，是她的大学同学，两人曾一起度过了许多美好的时光。林婉以为自己找到了真爱，但男孩却在毕业后突然消失，没有留下任何解释。这段感情的结束让林婉倍感失落，她开始怀疑自己的价值，认为自己不值得被爱。

几年过去了，林婉在工作中遇到了一个名叫李轩的男孩。李轩阳光开朗，对林婉总是特别关心。他注意到林婉总是与他人保持着一定的距离，但他并没有因此放弃，而是更加努力地接近她。

林婉对李轩也有好感，但她不敢表达自己的真实情感。她害怕再次受伤，害怕自己的真心再次被辜负。于是，她选择隐藏自己的情感，用冷漠和疏离来保护自己。

然而，李轩并没有因此退缩。他细心地观察林婉，试图了解她内心的想法。他发现林婉虽然表面上冷漠，但眼中却时常流露出一丝渴望和期待。李轩明白，林婉只是在害怕，害怕再次受伤。

于是，李轩决定用自己的行动来温暖林婉的心。他不再急于表白，而是用日常的关心和陪伴来慢慢融化林婉的防线。他带林婉去品尝美食，陪她一起看电影，甚至在林婉心情低落时，默默地陪在她身边。

渐渐地，林婉开始感受到李轩的真心。她发现，李轩并不是一个会轻易放弃的人，他愿意用自己的耐心和坚持来等待她的回应。林婉的内心开始动摇，她开始思考自己是否真的愿意错过这样一个真心待她的人。

终于有一天，当两人一起走在夜晚的街头时，林婉鼓起勇气说出了自己的心声。她告诉李轩，她曾经受过伤害，害怕再次受伤，但李轩的坚持和关心让她重新相信了爱情。李轩听后，紧紧握住林婉的手，告诉她，他会一直陪在她身边，守护她的真心。

　　从那一刻起，林婉开始学会表达自己的真实情感。她不再害怕受伤，因为她知道，有一个人会一直在她身边，陪她一起面对未来的风风雨雨。而李轩也用自己的行动证明了，真爱是值得等待和坚持的。

　　这是一个体现了隐藏作为心理防御机制的爱情故事，但结局却是美好的。林婉学会了勇敢，李轩学会了坚持。他们的爱情虽然经历了曲折，但最终却绽放出最美丽的光芒。

二十五、过度依赖

一个人在情感上过度依赖他人，往往源于对情感支持和关注的渴望，有时也可能与个体的心理防御机制有关。例如，某些人可能因为害怕孤独或出于不安全感而过度依赖他人来获得情感上的满足和安慰。

在原生家庭中，如果个体与父母或其他亲密成员的关系过于紧密，可能形成过度依赖的情感基础。这种依赖可能延续到成年后，表现为对伴侣或朋友的黏人行为。例如，个体可能表现出对对方的行动和情感过度在意，需要对方的持续陪伴和关注，甚至可能出现一些控制欲望。

在一个小城市里，住着一个叫小玲的女孩。小玲从小就和父母关系非常紧密，几乎每天都黏在一起。她的父母也非常疼爱她，总是满足她的各种需求，为她打点生活中的一切。

然而，这种过度紧密的亲子关系也让小玲逐渐形成了过度依赖的性格。每当遇到困难和挫折时，她总是第一时间找父母寻求帮助，而不是尝试自己解决问题。

随着时间的流逝，小玲长大成人，开始了自己的恋爱生活。然而，她发现自己对男友也表现出了过度的依赖行为。她经常要求男友陪伴自己，对男友的行动和情感过度在意，甚至有时会因为男友的短暂离开而感到焦虑和不安。

男友开始觉得有些透不过气来，他觉得自己需要一些个人空间和时间，但小玲却很难理解他的需求。两人之间的矛盾逐渐加深，最终导致了分手。

小玲感到非常痛苦和失落，她开始反思自己的行为模式。她意识到，这种过度依赖的行为不仅影响了她的恋爱关系，也影响了她与其他人的交往。她决定寻求专业心理咨询师的帮助，学习如何建立更健康、更独立的人际关系。

在心理咨询师的引导下，小玲逐渐学会了如何自我安慰和自我成长。她开始尝试独立解决问题，培养自己的兴趣爱好，建立更广泛的社交圈子。虽然过程并不容易，但小玲逐渐变得更加自信和独立，也收获了真挚的友谊和爱情。

二十六、物质滥用

个体可能会借助物质滥用作为一种心理防御机制，以逃避面对现实生活中的问题或情感困扰。在这种情况下，物质滥用成为一种应对压力和不安的方式，但这种方式是病态的、不健康的，并且具有潜在的破坏性。

在魏晋时期，中国历史上涌现出了一批才华横溢的名人，他们以卓越的才华和非凡的风度成为了时代的代表。然而，在这个充满变革和动荡的时代，他们中的一些人也陷入了酒精的泥沼，将物质滥用作为对抗外界的手段，最终走向了自我毁灭的道路。

其中，最为著名的莫过于竹林七贤之一的阮籍。阮籍才华横溢，但他在生活中却饱受痛苦和挫折。面对当时社会的黑暗和压迫，他深感无力改变，于是开始借助酒精来麻醉自己的心灵，逃避现实的痛苦。

阮籍常常与朋友在竹林中畅饮，他们手持酒杯，纵情高歌，似乎想要用酒精来驱散内心的阴霾。然而，随着时间的推移，阮籍对酒精的依赖越来越重，他开始沉溺于醉酒的状态，无法自拔。

酒精让阮籍暂时忘记了痛苦，但也让他逐渐失去了对生活的掌控。他的作品变得越来越消沉和颓废，反映了他内心的迷茫和绝望。在酒精的摧残下，阮籍的身体逐渐衰弱，精神也变得越来越萎靡不振。

阮籍的故事是一个典型的例子，展示了酒精等物质滥用作为心理防御机制的危害。虽然酒精在短时间内可能带来短暂的快乐和对现实的逃避，但长期滥用却会导致身心健康的严重损害，甚至令人走向毁灭。

这个故事也提醒我们，面对生活中的压力和困扰，我们应该积极寻求健康的应对方式，而不是选择逃避或沉溺于物质滥用。只有建立健康的生活方式，才能真正实现心灵的平衡和稳定，迎接生活的挑战。

二十七、嚼舌根

　　"嚼舌根"这种行为在心理学上可以被视为一种心理防御机制。这种机制在个体面临压力、不满、自卑等负面情绪时可能出现，人们通过贬低或中伤他人来转移注意力，从而缓解自身的负面情绪和压力。

　　嚼舌根可能是个体内心不安全感或自卑感的一种外在表现。通过贬低他人，个体试图提升自己的地位或自我价值感，以此来掩盖自己的不足。此外，嚼舌根也可能是一种情感宣泄的方式，当个体遭遇不满或挫折时，他们可能会通过对他人的负面评论来发泄情绪，从而短暂地缓解压力和不满。

嚼舌根并不是一种健康的心理防御机制。它可能会对个体的心理健康和人际关系产生负面影响。长期嚼舌根可能导致个体陷入负面情绪的循环中，影响自己和他人的心理健康。同时，嚼舌根也会破坏人际关系的和谐，导致信任破裂和沟通障碍。

在一个小镇上，住着一个叫李梅的中年妇女。李梅有个习惯，喜欢在背后嚼人舌根。每当她听到一些有关邻居或朋友的八卦消息时，她总是迫不及待地四处传播，添油加醋地描述一番，以满足自己的好奇心和窥探欲。

有一天，小镇上发生了一件大事。张家的儿子小张因为工作失误被公司开除了。这个消息原本只是在小范围内传播，但很快就传到了李梅的耳朵里。李梅一听，立刻兴奋起来，她觉得这是个绝佳的嚼舌根的机会。

于是，李梅开始四处散播关于小张被开除的消息。她添油加醋地描述了小张的种种不是，甚至编造了一些莫须有的事实，把小张说得一无是处。她的言辞尖酸刻薄，充满了嘲讽和幸灾乐祸。

很快，整个小镇都传遍了关于小张的负面消息。人们开始对小张指指点点，议论纷纷。小张原本就因为失业而心情低落，现在更是倍感压力，他觉得自己仿佛成了全镇的笑柄。

然而，真相总有大白的一天。不久后，有人揭穿了李梅的谎言。原来，小张并不是因为工作失误被开除，而是因为公司裁员而被迫离开。而且，小张在公司期间一直表现优秀，深受同事和领导的喜爱。

这个消息传开后，人们对李梅的行为感到愤怒和不满。他们觉得李梅太过分了，不仅伤害了小张的名誉和感情，也破坏了小镇的和谐氛围。

李梅也意识到了自己的错误，她感到非常后悔和羞愧。她决定以后不再嚼舌根，而是学会尊重他人，保持沉默或者用更积极的方式与人交往。

嚼舌根是一种不健康的心理防御机制，它不仅会伤害他人，也会破坏自己的人际关系和声誉。我们应该学会尊重他人，保持客观和理性的态度，避免陷入负面输出和负面反馈的恶性循环中。

二十八、拉帮结派与孤立

拉帮结派通常指的是个体为了寻求归属感、安全感或增强自身力量而主动与他人形成小团体或派系的行为。这种行为在一定程度上可以帮助个体缓解孤独感、焦虑感，通过团队的支持和协作来应对外部的挑战和压力。然而，如果拉帮结派的行为过于极端或排他，就可能导致群体内部的分裂和对抗，甚至引发冲突和暴力。

唐代中晚期，皇权势微，士大夫集团内部形成了牛党和李党两大派系。牛党以牛僧孺为代表，多是科举出身的新晋官员；李党以李德裕为代表，多是门荫入仕的贵族子弟。两党为了争夺政治权力，纷纷拉拢朝臣，形成自己的势力范围。这种拉帮结派的行为加剧唐朝政治腐败，导致了社会的动荡。

孤立则是指个体在心理上或社交上与他人保持距离，避免与他人建立深入联系的状态。孤立可能源于个体对外部世界的恐惧、不安或自我保护的需要。在一定程度上，孤立可以帮助个体避免受到他人的伤害或干扰，但长期而言，它可能导致个体在社交、情感和心理上的孤立无援，增加抑郁、焦虑等心理问题的风险。

孤立会发生在不同的情境中。

1. 学校环境：某些学生可能因为性格、成绩、家庭背景等原因被其他同学孤立。例如，一个性格内向、成绩不佳的学生可能因为被同学嘲笑而逐渐变得自卑，进而被孤立。

2. 职场环境：新入职的员工可能因为业绩突出、性格与同事不合等原因被老员工孤立。如一个销售新员工因为业绩好受到领导赏识，而被其他老员工孤立。

3. 社交场合：一个人可能因为兴趣爱好、价值观等与他人不同，而在社交场合中被孤立。如一个人喜欢安静的阅读，而周围的人都喜欢热闹的聚会，他可能会因为无法融入而被孤立。

无论是拉帮结派还是孤立，都是生活中常见的状况，作为个体，可以采取一些措施来避免或降低由其带来的负面影响。遇到拉帮结派时，可以采取以下策略来应对：

1. 保持中立：在新的环境中，尤其是职场中，面对拉帮结派的问题，应保持中立态度，不轻易站队。通过观察同事之间的关系，了解职场动态，避免被卷入不必要的纷争。

2. 专注工作：将注意力集中在工作上，通过出色的工作能力来赢得同事和上级的信任。这样不仅可以减少站队的压力，还能逐步建立自己的职业形象。

3. 广泛交往：与各部门、各岗位的同事建立联系，不依赖某一群体。这有助于平衡人际关系，避免被某一派系所孤立。

4. 拒绝拉拢：当有人试图拉拢你站队时，可以以专注工作为理由回避。保持自己的独立思考能力，不轻易被别人左右。

面对孤立时，可以采取以下策略来应对：

1. 冷静分析：被孤立时，首先要冷静下来，分析导致孤立的原因。是因为自己的言行举止得罪了他人，还是因为存在误解和矛盾？找到问题的根源后，才能有针对性地采取措施。

2. 主动沟通：如果孤立是由于误解和矛盾导致的，那么主动沟通是解决问题的关键。找一个合适的时机，与对方坦诚地交流自己的想法和感受，倾听对方的意见和看法。通过沟通，可以消除误解，增进彼此之间的了解和信任。

3. 积极融入：积极参与集体活动和交流，展示自己的价值和能力。通过展示自己的优点和特长，可以吸引他人的关注和认可，从而逐渐改变被孤立的局面。

4. 提升自我：不断学习新知识、掌握新技能，提升自己的专业素养和综合能力。同时，也要学会尊重他人、关心他人、帮助他人，以赢得他人的尊重和认可。

5. 寻求支持：如果孤立感持续存在且影响到自己的心理健康，可以寻求外部支持。向亲友或专业人士倾诉自己的困境，他们的支持和建议会帮助你更好地应对孤立感。

二十九、妒忌

妒忌是一种复杂而深刻的情感表现。当个体面临自身与他人之间的差距，尤其是在才能、地位、名誉、学识、财富或处境等方面，可能会对他人产生怨恨的情绪，即妒忌。这种情绪往往源于个体对自我价值的怀疑、对他人成就的羡慕以及对失去或未得到的东西的渴望。

妒忌在一定程度上可以帮助个体应对自我认同的威胁。通过妒忌他人，个体可能暂时转移对自我不足的注意，从而缓解内心的焦虑和不安。然而，这种机制并非长久之计，过度依赖或滥用妒忌情绪可能导致一系列负面后果。

首先，妒忌可能破坏人际关系。当个体对他人心怀妒忌时，往往难以保持公正和客观的态度，甚至可能采取攻击、诋毁或孤立他人的行为。这些行为不仅伤害他人，也破坏了个体自身的社交环境和声誉。

其次，妒忌可能阻碍个体的成长和进步。过度的妒忌使人无法正视他人的优点和成就，更难以从中学习借鉴并得到成长。相反，它可能使个体陷入自我设限和消极比较的泥潭，无法充分发掘自身的潜力、实现自我价值。

此外，长期受到妒忌情绪困扰的人可能产生自卑、焦虑、抑郁等心理问题。他们可能对自己的能力和价值产生怀疑，对未来感到迷茫和不安，甚至可能陷入自我厌恶和自责的境地。

因此，正确应对和处理妒忌情绪至关重要。个体可以通过增强自我意识、培养积极心态、寻求支持等方式来减轻妒忌情绪的影响。同时，也需要学会以开放和包容的心态看待他人的成就和优点，从中汲取经验和教训，促进自身的成长和进步。

李华和王明是大学室友，两人关系一直不错，共同经历了许多校园生活的点滴。然而，随着毕业季的到来，两人都面临着找工作的压力。王明因为优秀的专业能力和实习经验，顺利获得了一家知名企业的邀约，这让王明感到既兴奋又自豪。

　　然而，这个消息对李华来说却是一个不小的打击。李华虽然也努力寻找工作，但投出去的简历却石沉大海，面试机会也寥寥无几。他眼看着王明即将踏上成功的道路，而自己却还在原地踏步，心中不禁产生了强烈的妒忌情绪。

　　李华开始寻找各种理由来安慰自己，试图减轻这种妒忌感。他告诉自己："王明只是运气好，赶上了好时机。我比他更聪明、更有能力，只是没有遇到合适的机会而已。"他还开始挑剔王明的缺点，认为王明之所以能够成功，只是因为他善于钻营、会拍马屁。

　　为了逃避这种妒忌感带来的不适，李华开始疏远王明，减少与他的交往。他不再参与寝室的集体活动，也不再和王明分享彼此的近况。每当王明提起他的工作，李华总是显得漠不关心，甚至还会故意打断话题。

然而，这种逃避并没有让李华的妒忌感消失。相反，它像一颗毒瘤一样，在李华的心中不断蔓延。他开始对自己的能力和价值产生怀疑，觉得自己一无是处。他的心情变得越来越沉重，甚至开始影响到了他的日常生活和学习。

幸运的是，李华的一个好友注意到了他的变化。在一次谈心中，好友指出了李华心中的妒忌情绪，并帮助他认识到了这种情绪的危害。好友告诉李华："每个人都有自己的长处和短处，成功并不是靠运气得来的。你应该珍惜自己的优点，努力提升自己的能力，而不是去妒忌别人。"

在好友的劝导下，李华开始反思自己的行为。他意识到自己的妒忌情绪不仅让自己陷入了痛苦之中，还破坏了他和王明之间的友谊。他决定放下心中的妒忌，重新与王明建立联系，并努力寻找适合自己的工作机会。

经过一段时间的努力，李华终于找到了一份满意的工作。他开始专注于自己的工作和学习，不再去关注别人的成就。他和王明也重新建立了友谊，两人互相鼓励、共同进步。李华意识到，只有珍惜自己的优点、努力提升自己的能力，才能走出妒忌的阴影，迎接属于自己的成功。

　　小说《三国演义》中的周瑜，才华出众，却对诸葛亮的智谋深感妒忌。他多次设计陷害诸葛亮，但均未能成功。最终，周瑜因妒忌而心生郁结，病逝于军营之中。这一案例展示了妒忌如何摧毁一个人的心智和身体健康，甚至影响到历史的走向。周瑜的妒忌不仅损害了他与诸葛亮的关系，也阻碍了自己在历史上的成就。这警示我们，应摒弃妒忌之心，以包容和欣赏的态度看待他人的成就，方能成就自己的伟大。

三十、防御机制与情绪管理

防御机制与情绪管理之间的联系是一个复杂而深入的主题，涉及个体如何处理内在的心理冲突和外在的情绪压力。以下是对两者之间联系的详细探讨。

情绪管理是指个体通过自我观察、情绪调节方法和认知技巧等积极努力去管理和调节自己的情绪，以确保情绪的稳定和适应。情绪管理涉及对情绪的识别、理解、接受、表达和调节等过程，旨在帮助个体更好地应对生活中的挑战和压力。情绪管理对于个体的心理健康和幸福感具有重要意义。

1、防御机制对情绪管理的影响

（1）阻碍情绪表达

防御机制中的某些形式，如压抑和否认，可能会阻碍个体对情绪的表达。当个体面临压力或冲突时，他们可能会使用这些机制来避免面对不愉快的情绪。然而，这种避免行为可能会导致情绪被压抑在内心，无法得到有效的表达和释放。长期下来，这可能会导致情绪问题的积累和恶化，影响个体的心理健康。

（2）扭曲情绪认知

防御机制中的投射和转移等机制可能会扭曲个体对情绪的认知。个体可能会将自己的情绪归咎于他人或外部因素，而不是正视自己的内心感受。这种扭曲的认知可能会导致个体对情绪的错误理解和处理,进一步加剧情绪问题。

（3）影响情绪调节

防御机制的使用可能会影响个体对情绪的调节能力。当个体过度依赖某种防御机制时，他们可能会失去对情绪的自我调节能力。例如，一个人可能会经常使用逃避机制来应对压力，但逃避并不能真正解决问题，反而可能导致问题的积累和恶化。这种情况下，个体需要学会更健康的情绪调节方法，以应对生活中的挑战。

2、情绪管理对防御机制的影响

（1）促进情绪表达和管理的一个重要目标是促进个体对情绪的表达。通过情绪管理，个体可以学会识别和接受自己的情绪，并找到合适的方式来表达它们。这种表达过程有助于减轻内心的压力和焦虑，同时也有助于争取他人理解和支持。当个体能够有效地表达情绪时，他们可能不再需要过度依赖防御机制来应对压力。

（2）纠正情绪认知

情绪管理还可以帮助个体纠正对情绪的错误认知。通过自我观察和反思，个体可以逐渐认识到自己的情绪来源和本质，并学会从多个角度理解情绪。这种纠正过程有助于减少防御机制中的扭曲认知，使个体能够更准确地理解自己的情绪和需求。

（3）增强情绪调节能力

情绪管理的一个重要方面是增强个体的情绪调节能力。通过学习和实践各种情绪调节技巧，如深呼吸、冥想、放松训练等，个体可以逐渐提高自己对情绪的掌控能力。这种能力有助于个体在面对压力和挑战时保持冷静和理智，减少对防御机制的依赖。

3、如何平衡防御机制与情绪管理

增强自我觉察能力

个体需要增强自我觉察能力，以便更好地识别和理解自己的情绪和需求。通过自我觉察，个体可以及时发现自己的防御机制使用情况，并调整自己的情绪管理策略。

学习和实践情绪调节技巧

个体需要学习和实践各种情绪调节技巧，以便在面对压力和挑战时能够有效地调节自己的情绪。这些技巧包括深呼吸、冥想、放松训练等，它们可以帮助个体保持冷静和理智，减少对防御机制的依赖。

建立健康的人际关系

健康的人际关系可以对个体提供情绪支持和社会支持，有助于减轻个体内心的压力和焦虑。个体需要学会与他人建立良好的关系，并寻求支持和帮助来应对生活中的挑战和压力。

寻求专业帮助

当个体面临严重的情绪问题时，需要寻求专业帮助来解决问题。专业的心理咨询师或治疗师可以帮助个体识别和应对情绪问题，并提供有效的情绪管理建议和治疗方案。

防御机制与情绪管理之间存在密切的联系。个体需要平衡这两种心理过程来维护自己的心理健康和幸福感。通过增强自我觉察能力、学习和实践情绪调节技巧、建立健康的人际关系和寻求专业帮助等方式，个体可以更好地应对生活中的挑战和压力，实现自我成长和发展。

哪些情况下人们更容易采用心理防御机制

人们更容易采用心理防御机制的情况多种多样，通常与个体面临的心理压力、冲突、威胁或不安感有关。以下是一些常见的情况，人们在这些情况下更容易采用心理防御机制。

面对压力和挑战：当个体面临压力巨大、挑战重重的情况时，如工作压力、学业压力、生活琐事等，他们可能会感到焦虑、不安或无助。为了应对这些压力和挑战，人们可能会采用各种心理防御机制，如否认、逃避、合理化等，以减轻自己的心理压力和不安感。

遭受批评和否定：当个体受到他人的批评、否定或指责时，他们可能会感到自尊心受损、自我价值被贬低。为了维护自己的自尊心和自我形象，人们可能会采用心理防御机制，如投射、反向形成、否认等，来避免面对这些负面的评价和反馈。

经历失败和挫折：当个体经历失败、挫折或失去时，他们可能会感到沮丧、失望或绝望。为了应对这些负面情绪和经历，人们可能会采用心理防御机制，如退行、过度补偿、幽默等，来减轻自己的痛苦和不适感。

面对不确定性和未知：当个体面临不确定性、未知或模糊的情况时，他们可能会感到不安、恐惧或焦虑。为了应对这种不确定性，人们可能会采用心理防御机制，如否认、投射、幻想等，来避免面对这些不确定性和未知。

处理人际冲突和关系问题：在人际关系中，当个体与他人发生冲突、矛盾或关系问题时，他们可能会感到困扰、无助或愤怒。为了处理这些人际冲突和关系问题，人们可能会采用心理防御机制，如攻击、逃避、投射等，来应对这些负面情绪和冲突。

自我认同和自尊问题：当个体面临自我认同、自尊或自我价值感的问题时，他们可能会感到不安、焦虑或自卑。为了维护自己的自我认同和自尊，人们可能会采用心理防御机制，如过度补偿、否认、合理化等，来提升自己的自我认同和自尊。

三十一、如何识别自己和他人的心理防御机制

识别自己和他人的心理防御机制是一个深入且复杂的过程，这需要对心理学有一定的了解，并且具备细致的观察力和自我反思能力。下面，我将详细阐述如何识别自己和他人的心理防御机制。

1、识别自己的心理防御机制

自我观察与反思

首先，识别自己的心理防御机制需要我们从自我观察开始。我们需要留意自己在不同情境下的反应，特别是在

面对压力、冲突、批评或挫折时，我们的反应往往能揭示出我们的心理防御机制。例如，当我们感到不安或受到威胁时，我们可能会选择逃避、否认、压抑或攻击等防御方式。

此外，我们还需要通过反思来深入理解自己的心理防御机制。我们可以问自己一些问题，比如："我在这个情境下为什么会感到不安？""我是如何应对这种感觉的？""我是否在逃避或否认某些事实？"通过这些问题，我们可以逐渐揭示出自己的心理防御机制。

识别常见的心理防御机制

了解常见的心理防御机制是识别自己心理防御机制的关键。常见的心理防御机制包括压抑、否认、退行、投射、反向形成、置换、认同和理智化等。我们可以通过学习这些防御机制的定义、特点和表现形式，来对照自己在不同情境下的反应，从而识别出自己的心理防御机制。

借助专业帮助

如果我们在识别自己的心理防御机制时遇到困难，或者这些防御机制对我们的生活产生了负面影响，我们可以寻求专业心理咨询师的帮助。心理咨询师可以帮助我们更深入地了解自己的内心世界，揭示出我们可能忽视或否认的心理问题，并提供有针对性的建议和治疗方案。

2、识别他人的心理防御机制

观察他人的言行举止

观察他人的言行举止是识别他人心理防御机制的重要途径。我们可以通过观察他人在不同情境下的反应、言行举止以及面部表情等，来推断他们可能使用的心理防御机制。例如，当一个人在面对批评时表现出愤怒或攻击性的行为，这可能意味着他正在使用攻击性防御机制来应对自己的不安和挫败感。

关注他人的情绪变化

情绪变化是心理防御机制的重要表现之一。我们可以通过关注他人的情绪变化来识别他们的心理防御机制。例如，当一个人在面对压力或挑战时表现出过度的焦虑或抑郁情绪，这可能意味着他正在使用逃避或否认的防御机制来应对这些困难。

倾听他人的言语内容

言语内容也是识别他人心理防御机制的重要线索。我们可以通过倾听他人的言语内容来推断他们可能使用的心理防御机制。例如，当一个人在面对失败时总是强调自己的努力和付出，同时过度强调客观因素的作用，这可能意味着他正在使用合理化防御机制来减轻自己的挫败感。

理解他人的成长经历和人格特质

理解他人的成长经历和人格特质对于识别他们的心理防御机制至关重要。不同的成长经历和人格特质会影响一个人选择和使用心理防御机制的方式。例如，一个从小受到严格教育、缺乏自信的人可能更倾向于使用逃避或否认的防御机制来应对困难；而一个性格坚强、自信的人可能更倾向于使用积极应对的防御机制来解决问题。

借助专业评估工具

除了以上方法外，我们还可以借助专业评估工具来识别他人的心理防御机制。这些工具通常包括心理测验、问卷调查和访谈等形式，可以帮助我们更准确地了解他人的内心世界和可能存在的心理问题。

结尾

弗洛伊德曾说：任何人都无法保守他内心的秘密，即使他的嘴巴保持沉默，但他的指尖却喋喋不休，甚至他的每一个毛孔都会背叛他！弗洛伊德这句话，是基于他的心理学理论，特别是潜意识理论和心理防御机制理论。

弗洛伊德认为，人类的行为和思维主要受到潜意识的影响。潜意识是指那些隐藏在心灵深处的欲望、冲动和妄想等，它们虽然不易被察觉，但却在无形中支配着我们的行为和思维。即使一个人试图通过保持沉默来保守内心的秘密，但他的潜意识仍会通过其他方式，如指尖的动作、微妙的表情变化或是身体语言的细节，来"泄露"这些秘密。

此外，这些心理防御机制是人们在面对压力和焦虑时，用来保护自己免受精神创伤影响的手段。然而，即使这些防御机制能够暂时帮助我们掩盖内心的真实想法和感受，它们也可能在不经意间"背叛"我们，通过一些非言语的方式泄露我们的秘密。

因此，弗洛伊德强调，没有哪个人能永远守住内心的秘密。我们的身体、动作和表情等都会在无意识中传递出我们的真实想法和感受。

当我们了解自己的心理防御机制，就如同打开了一扇通往内心世界的大门。通过认识并理解这些机制，我们能够更深入地了解自己，洞悉那些隐藏在潜意识深处的欲望和想法。这也为我们提供了与他人建立更深层次联系的可能性。

当我们学会观察和解读他们的身体语言、微表情和言语背后的含义时，我们便能更准确地把握他们的真实想法和感受。这种能力不仅有助于我们建立更亲密的人际关系，还能让我们在沟通和交流中更加得心应手。

因此，让我们不断探索自己的内心世界，了解并接纳自己的心理防御机制。同时，也保持对他人的尊重和理解，尝试读懂他们的心。

在这个过程中，我们首先要认识到，心理防御机制并非全然负面或有害的。它们是人类在长期进化过程中形成的一种自我保护机制，帮助我们在面对压力和冲突时保持心理的平衡和稳定。然而，当这些机制被过度使用或错误地应用时，它们也可能成为我们心灵的枷锁，阻碍我们真实地表达自我和与他人建立真诚的关系。

了解心理防御机制的类型和运作方式，是掌握它们的第一步。

除了本书中介绍的三十种心理防御机制外，还有许多其他类型的防御机制，它们在不同的情况下发挥着不同的作用。了解这些机制的类型和运作方式，有助于我们更深入地了解自己和他人。

知己知彼，百战不殆。当我们对自己的防御机制有了深入的了解，就能更好地预测自己在面对不同情况时的反应，从而提前做好准备。同时，这种自我认知还能帮助我们更加准确和清晰地理解他人的行为，减少误解和冲突，促进人际关系的和谐发展。

此外，通过分析自己的防御机制，我们还可以发现自身的潜力和优势。每个人都有自己独特的应对方式，这些方式在特定的情境下可能会发挥出意想不到的力量。当我们意识到自己的这些优势时，就能更加自信地面对生活中的挑战，勇敢地攀登属于自己的高峰。

总之，分析自己的心理防御机制是一次宝贵的自我探索之旅。通过这个过程，我们可以更深入地了解自己，发现自身的潜力和优势，从而更好地应对生活中的各种挑战和机遇。